肘后备急方

〔东晋〕葛洪 著

冯继康 校注

吉林科学技术出版社

图书在版编目（C I P）数据

肘后备急方 / (东晋) 葛洪著 ; 冯继康校注.
2版. -- 长春 : 吉林科学技术出版社, 2024. 9.
ISBN 978-7-5744-1335-1

Ⅰ. R289.337

中国国家版本馆CIP数据核字第2024X0E616号

肘后备急方

ZHOUHOU BEIJI FANG

著　　者　〔东晋〕葛洪
校　　注　冯继康
出 版 人　宛　霞
策划编辑　李思言　穆思蒙　郑宏宇
全案策划　吕玉萍
责任编辑　董萍萍
封面设计　韩海静
幅面尺寸　160 mm × 230 mm
开　　本　16
字　　数　191千字
印　　张　12
印　　数　1 ~ 20 000册
版　　次　2024年5月第1版
　　　　　2024年9月第2版
印　　次　2024年9月第1次印刷
出　　版　吉林科学技术出版社
发　　行　吉林科学技术出版社
地　　址　长春市福祉大路5788号龙腾国际大厦A座
邮　　编　130118
发行部电话/传真　0431-81629529　81629530　81629531
　　　　　　　　81629532　81629533　81629534
储运部电话　0431-86059116
编辑部电话　0431-81629516
印　　刷　三河市燕春印务有限公司
书　　号　ISBN 978-7-5744-1335-1
定　　价　49.00元

目录

肘后备急方　卷三

肘后备急方　卷四

肘后备急方　卷八

钦定四库全书《肘后备急方》提要①

臣等谨案。《肘后备急方》八卷，晋葛洪原撰，初名《肘后救卒方》，梁陶弘景补其阙漏得一百一首为《肘后百一方》，金·杨用道又取唐慎微《证类本草》诸方附于《肘后》，随证之下为《附广肘后方》。洎②元世祖至元间有乌某得其本于平乡郭氏，始刻而传之，段成己为之序，称葛陶二君供成此编，而不及杨用道此本，为明嘉靖中

①此篇提要：在清光绪十一年乙酉（1885）单行本《肘后备急方》王文光斋刻本曾引用。该刻本首页题名："钦定四库全书总目子部类肘后备急方八卷浙江范懋柱家天一阁藏本。"亦为后世学者所引述。今以2008年台湾商务印书馆有限公司影印文渊阁四库全书"钦定四库全书子部五肘后备急方医家类提要"为底本点校。不同之处在于王文光斋刻本"初名《肘后救卒方》"之前无"臣等谨案肘后备急方八卷晋葛洪原撰"，有"晋葛洪撰，洪字稚川，句容人，元帝为丞相时辟为掾，以平贼功赐爵关内侯迁散骑常侍，自乞出为句漏令，后终于罗浮山八十一，事迹具晋书本传，是书"这段文字。

②洎（jì）：到，及。

襄阳知府吕颙[3]所刻，始并列为葛陶杨三序于卷首。书中凡杨氏所增皆别题“附方”二字列之于后，而葛陶二家之方则不加分析，无可辨别。案：隋书经籍志葛洪《肘后方》六卷，梁二卷，陶弘景补阙《肘后百一方》九卷，亡，《宋史艺文志》止有葛书而无陶书，是陶书在隋已亡，不应元时复出，又陶书原目九卷而此本合杨用道所附只有八卷，篇帙多寡亦不相合，疑此书本无《百一方》在内，特后人取弘景原序冠之耳。书凡五十一类有方无论，不用难得之药，简要易明，虽颇经后来增损，而大旨精切犹未尽失稚川本意云。乾隆四十六年九月恭校上。

总纂官臣纪昀臣陆锡熊臣孙士毅总校官臣陆费墀

---

③吕颙：清光绪十一年乙酉（1885）《肘后备急方》王文光斋刻本作“吕容”，“容”字误延后世多年。

整理说明

《肘后备急方》为晋代葛洪所著，简称《肘后方》。是中医方剂史上最重要的著作之一，对后世中医药学的发展有着巨大的贡献。全书共八卷，内容丰富而实用。现将校注中有关情况说明如下：

1. 为了更好地整理本书，我们以道藏本、六醴斋本、文渊阁四库全书本为主校本，参考《外台秘要》《医心方》《备急千金要方》《普济方》等古籍，因篇幅有限，删除所有“附方”部分。

2. 采用现代标点方法，对原书进行标点。将原书中繁体字竖排改为简体字横排，原书中的方位词“右”“左”改为“上”“下”等。

3. 异体字、古字、通假字，予以径改。为了便于阅读，也对书中部分文字做了一些变通处理。

4. 原书文字误、脱、倒者，有校本或其他资料可据者，则据校本或其他资料修改，无校本或其他资料者，予以保留。

5. 原书中部分中药名字径改为通用药名字，如“黄耆”改为“黄芪”等。

6. 遵照古书原貌，原书涉及禁咒等与科学相悖之处未做删减。如“自缢死者绳，烧三指撮，服之”等。

7. 书中涉及水银、砒霜等有毒药物，勿擅自用药，需咨询医师。

8. 部分方剂中含有犀牛和虎制品等，现已禁用，请严格遵守《中华人民共和国野生动物保护法》等法律法规。

肘后备急方　卷一

救卒中恶死方第一

救卒死，或先病痛，或常居寝卧，奄忽而绝，皆是中死，救之方：

一方，取葱黄心刺其鼻，男左女右，入七八寸。若使目中血出，佳。扁鹊法同，是后吹耳条中。葛当言此云吹鼻，故别为一法。

又方，令二人以衣壅[①]口，吹其两耳，极则易，又可以筒吹之，并捧其肩上，侧身远之，莫临死人上。

又方，以葱叶刺耳，耳中、鼻中血出者莫怪，无血难治，有血是候。时当捧两手忽放之，须臾[②]死人自当举手捞人，言痛乃止。男刺左鼻，女刺右鼻中，令入七八寸余，大效。亦治自缢死。与此扁鹊方同。

又方，以绵渍[③]好酒中，须臾，置死人鼻中，手按令汁入鼻中，并持其手足，莫令惊。

又方，视其上唇里弦弦者，有白如黍米大，以针决去之。

又方，以小便灌其面，数回即能语。此扁鹊方法。

又方，取皂荚如大豆，吹其两鼻中，嚏则气通矣。

又方，灸其唇下宛宛中承浆穴，十壮[4]，大效矣。

又方，割雄鸡颈取血，以涂其面，干复涂，并以灰营死人一周。

又方，以管吹下部，令数人互吹之，气通则活。

又方，破白犬以拓心上。无白犬，白鸡亦佳。

又方，取雄鸭就死人口上，断其头，以热血沥口中，并以竹筒吹其下部，极则易人，气通下即活。

又方，取牛马粪尚湿者，绞取汁，灌其口中，令入喉。若口已噤者，以物强发之；若不可强者，乃扣齿下；若无新者，以人溺解干者，绞取汁。此扁鹊云。

又方，以绳围其死人肘腕，男左女右，毕，伸绳从背上大槌度以下，又从此灸，横行各半绳。此法三灸各三，即起。

又方，令爪其病人人中，取醒。不者，卷其手，灸下文头，随年。

又方，灸鼻人中，三壮也。

又方，灸两足大指爪甲聚毛中，七壮。此华佗法。一云三七壮。

又方，灸脐中，百壮也。

扁鹊法又云：断豚尾，取血饮之，并缚豚以枕之，死人须臾活。

又云：半夏末如大豆，吹鼻中。

又方，捣女青[5]屑重一钱匕，开口纳喉中，以水苦酒，立活。

按，此前救卒死四方并后尸厥[6]事，并是《魏大夫传》中正一真人所说扁鹊受长桑公子[7]法。寻此传出世，在葛后二十许年，无容知见，当是斯法久已在世，故或言楚王，或言赵王，兼立语次第亦参差故也。

又，张仲景诸要方：

捣薤[8]汁，以灌鼻中。

又方，割丹雄鸡冠血，管吹纳鼻中。

又方，以鸡冠及血涂面上，灰围四边，立起。

又方，猪脂如鸡子[9]大，苦酒一升，煮沸，以灌喉中。

又方，大豆二七枚，以鸡子白并酒和，尽以吞之。

救卒死而壮热者。

矾石半斤，水一斗半，煮消以渍脚，令没踝。

救卒死而目闭者。

骑牛临面，捣薤汁，灌之耳中，吹皂荚鼻中，立效。

救卒死而张目及舌者。

灸手足两爪后十四壮了，饮以五毒诸膏散有巴豆者。

救卒死而四肢不收，矢便者。

马屎一升，水三斗，煮取二斗以洗之。又取牛洞一升，温酒灌口中。洞者，稀粪也。灸心下一寸、脐上三寸、脐下四寸，各一百壮，瘥。

若救小儿卒死而吐利，不知是何病者。

马屎一丸，绞取汁以吞之。无湿者，水煮取汁。

又有备急三物丸散及裴公膏，并在后备急药条中，救卒死尤良，亦可临时合用之。

凡卒死、中恶及尸蹶，皆天地及人身自然阴阳之气，忽有乖离否隔，上下不通，偏竭所致，故虽涉死境，犹可治而生，缘气未都竭也。当尔之时，兼有鬼神于其间，故亦可以符术而获济者。

校注

①壅（yōng）：本意是指堵塞。

②须臾：表示一段很短的时间，片刻之间。与倏然、倏忽、忽然为同义词。

③渍：浸泡。

④十壮：壮，艾灸的专业术语，是计量单位。艾灸过程中一根艾条燃烧结束就可称为一壮，十壮就是十根艾条燃烧结束。

⑤女青：雀瓢。根，气味辛，平，有毒。主治：蛊毒，逐邪恶气，杀鬼温疟，辟不祥。

⑥尸厥；指突然昏倒不省人事。状如昏死，患者呼吸微弱，脉象极细，或毫不应指，故乍看似死，须认真诊察和及时抢救。

⑦长桑公子：长桑子南郡襄阳人，又名长桑君、长桑公子、长桑公、长桑翁。梁·陶弘景《真诰》卷一四：庄子师长桑公子，授其微言，谓之《庄子》也。

⑧薤（xiè）：多年生草本植物，地下有鳞茎，鳞茎和嫩叶可食。

⑨鸡子：鸡蛋。

救卒死尸蹶方第二

尸蹶之病，卒死而脉犹动，听其耳中循循如啸声，而股间暖是也，耳中虽然啸声而脉动者，故当以尸蹶救之。方：

以管吹其左耳中极三度，复吹右耳三度，活。

又方，捣干菖蒲，以一枣核大，着其舌下。

又方，灸鼻人中，七壮，又灸阴囊下，去下部一寸，百壮。若妇人，灸两乳中间。又云：爪刺人中良久，又针人中至齿，立起。

此亦全是《魏大夫传》中扁鹊法，即赵太子之患。

又，张仲景云：尸一蹶，脉动而无气，气闭不通，故静然而死也。

以菖蒲屑纳鼻两孔中，吹之，令人以桂屑着舌下。又云扁鹊法。治楚王效。

又方，剔左角发，方二寸，烧末，以酒灌，令入喉，立起也。

又方，以绳围其臂腕，男左女右，绳从大椎上度，下行脊上，灸绳头五十壮，活。此是扁鹊秘法。

又方，熨其两胁下，取灶中墨如弹丸，浆水和饮之，须臾三四，以管吹耳中，令三四人更互吹之。又，小管吹鼻孔，梁上尘如豆，着中吹之，令人，瘥。

又方，白马尾二七茎，白马前脚目二枚，合烧之，以苦酒丸如小豆，开口吞二丸，须臾服一丸。

又方，针百会，当鼻中入发际五寸，针入三分，补之。针足大指甲下肉侧去甲三分，针足中指甲上各三分，大指之内去端韭叶，又针手少阴、锐骨之端各一分。

又方，灸膻中穴，二十八壮。

救卒客忤死方第三

客忤者，中恶[①]之类也，多于道门门外得之，令人心腹绞痛胀满，气冲心胸，不即治，亦杀人。救之方：

灸鼻人中三十壮，令切鼻柱下也，以水渍粳米，取汁一二升，饮之。口已噤者，以物强发之。

又方，捣墨，水和，服一钱匕。

又方，以铜器若瓦器，贮热汤，器着腹上；转冷者，撤去衣，器亲肉；大冷者，易以热汤，取愈则止。

又方，以三重衣着腹上，铜器着衣上，稍稍少许茅于器中烧之，茅尽益之，勿顿多也，取愈乃止。

又方，以绳横度其人口，以度其脐，去四面各一处，灸各三壮，令四火俱起，瘥。

又方，横度口中折之，令上头着心下，灸下头五壮。

又方，真丹方寸匕，蜜三合，和服。口噤者，折齿下之。

扁鹊治忤，有救卒符并服盐汤法，恐非庸世所能，故不载。而此病即今人所谓中恶者，与卒死鬼击亦相类，为治参取而用之。

已死者，捣生菖蒲根，绞取汁，含之，立瘥。

卒忤，停尸不能言者。

桔梗（烧）二枚，末之，服。

又方，末细辛、桂分等，纳口中。

又方，鸡冠血和真朱[2]，丸如小豆，纳口中，与三四枚，瘥。

若卒口噤不开者。

末生附子，置管中，吹纳舌下，即瘥矣。

又方，人血和真朱，如梧桐子[3]大，二丸，折齿纳喉中，令下。

华佗卒中恶、短气欲死。

灸足两拇指上甲后聚毛中，各十四壮，即愈。未瘥，又灸十四壮。前救卒死方，三七壮，已有其法。

又，张仲景诸要方：

麻黄四两，杏仁七十枚，甘草一两，以水八升，煮取三升，分令咽之。通治诸感忤。

又方，韭根一把，乌梅二十个，茱萸半斤，以水一斗煮之。以病患栉纳中三沸，栉浮者生，沉者死。煮得三升，与饮之。

又方，桂一两，生姜三两，栀子十四枚，豉五合。捣，以酒三升，搅，微煮之，味出去滓，顿服取瘥。

飞尸走马汤。

巴豆二枚，杏仁二枚。合绵缠，椎令碎，着热汤二合中，指捻令汁出，便与饮之，炊间顿下饮瘥小量之，通治诸飞尸鬼击。

又有诸丸散，并在备急药中。

客者，客也；忤者，犯也，谓客气犯人也。此盖恶气，治之多愈，虽是气来鬼鬼毒厉之气，忽逢触之，其衰歇，故不能如自然恶气治之，入身而侵克脏腑经络，瘥后，犹宜更为治，以消其余势。不尔，亟[4]终为患，令有时辄发。

校注

①中恶：感受秽毒或不正之气，突然厥逆，不省人事。《证治要诀·中恶》："中恶之证，因冒犯不正之气，忽然手足逆冷，肌肤粟起，头面青黑，精神不守；或错言妄语，牙紧口噤，或头旋晕倒，昏不知人。"

②真朱：朱砂，丹砂，矿物，红色或棕红色，可作颜料，可入药。（真朱的"真"字最初应该是指成色"上乘、好、纯正"）。

③梧桐子：为梧桐科落叶乔木植物梧桐的种子。秋季种子成熟时将果枝采下，打落种子，除去杂质，晒干，即成。出自《本草经集注》，具有顺气和胃、健脾消食、止血的功效。使用注意：咳嗽多痰者勿食用。

④亟（jí）：本意是指急迫，作副词，表示时间，相当于"急、赶快"。

治卒得鬼击方第四

鬼击[1]之病，得之无渐，卒着如人刀刺状，胸胁腹内，绞急切痛，不可抑按，或即吐血，或鼻中出血，或下血，一名鬼排。治之方：

灸鼻下人中一壮，立愈。不瘥，可加数壮。

又方，升麻、独活、牡桂分等。末，酒服方寸匕，立愈。

又方，灸脐下一寸，三壮。

又方，灸脐上一寸，七壮，及两踵白肉际，取瘥。

又方，熟艾如鸭子大，三枚。水五升，煮取二升，顿服之。

又方，盐一升，水二升。和搅饮之，并以冷水噀[2]之。勿令即得吐，须臾吐，即瘥。

又方，以粉一撮，着水中搅，饮之。

又方，以淳酒吹纳两鼻中。

又方，断白犬一头，取热犬血一升，饮之。

又方，割鸡冠血以沥口中，令一咽，仍破此鸡以拓[3]心下，冷乃弃之于道边。得乌鸡弥佳，妙。

又方，牛子屎一升，酒三升，煮服之。大牛亦可用之。

又方，刀鞘三寸，烧末，水饮之。

又方，烧鼠屎，末，服如黍米。不能饮之，以少水和，纳口中。

又有诸丸散，并在备急药条中。

今巫实见人忽有被鬼神所摆拂者，或犯其行伍，或遇相触突，或身神散弱，或愆负所贻，轻者因而获免，重者多见死亡，犹如燕简辈事，非为虚也，必应死，亦不可，要自不得不救尔。

校注

①鬼击：中医指人突中恶气，不省人事。

②噀（xùn）：将含在口中的水喷出。

③拓（tà）：原作“搨”，异体字，指厚敷。

治卒魇寐不寤方第五

卧忽不寤，勿以火照，火照之杀人。但痛啮其踵及足拇指甲际，而多唾其面，即活。又治之方：

末皂角，管吹两鼻中，即起。三四日犹可吹。又以毛刺鼻孔中，男左女右，辗转进之。

又方，以芦管吹两耳，并取病患发二七茎，作绳纳鼻孔中，割雄鸡冠取血，以管吹入咽喉中，大效。

又方，末灶下黄土，管吹入鼻中。末雄黄并桂，吹鼻中，并佳。

又方，取井底泥，涂目毕，令人垂头于井中，呼其姓名，即便起也。

又方，取韭捣，以汁吹鼻孔。冬月可掘取根，取汁灌于口中。

又方，以盐汤饮之，多少约在意。

又方，以其人置地，利刀画地，从肩起，男左女右，令周面，以刀锋刺病患鼻，令入一分，急持勿动，其人当鬼神语求哀，乃问，阿谁，何故来，当自乞去，乃以指灭向所画地，当肩头数寸，令得去，不可不具诘问之也。

又方，以瓦甑[1]覆病患面上，使人疾打破甑，则寤。

又方，以牛蹄或马蹄，临魇人上。亦可治卒死。青牛尤佳。

又方，捣雄黄，细筛，管吹纳两鼻中。桂亦佳。

又方，菖蒲末，吹两鼻中，又末纳舌下。

又方，以甑带左索缚其肘后，男左女右，用余稍急绞之，又以麻缚脚，乃诘问其故，约敕解之。令一人坐头守，一人于户内呼病患姓名，坐人应曰诺在，便苏。

卒魇不觉。

灸足下大趾聚毛中，二十一壮。

人喜魇及噩梦者。

取火死灰，着履中，合枕。

又方，带雄黄，男左女右。

又方，灸两足大趾上聚毛中，灸二十壮。

又方，用真麝香一字于头边。

又方，以虎头枕尤佳。

辟魇寐方：

取雄黄如枣核，系左腋下。令人终身不魇寐。

又方，真赤罽[2]方一赤，以枕之。

又方，作犀角枕佳。以青木香纳枕中，并带。

又方，魇治卒魇寐久。书此符于纸，烧令黑，以少水和之，纳死人口中，悬鉴死者耳前打之，唤死者名，不过半日，即活。

魇卧寐不寤者，皆魂魄外游，为邪所执录，欲还未得所。忌火照，火照遂不复入。而有灯光中魇者，是本由明出，但不反身中故耳。

校注

①甑（zèng）：本意是指古代炊具，底部有许多透蒸汽的小孔，放在鬲上蒸食物。

②罽（jì）：毛织物。

治卒中五尸方第六

五尸者（飞尸、遁尸、风尸、沉尸、尸注也，今所载方兼治之），其状腹痛，胀急，不得气息，上冲心胸，旁攻两胁，或磥[1]块涌起，或挛引腰脊，兼治之。方：

灸乳后三寸，十四壮，男左女右。不止，更加壮数，瘥。

又方，灸心下三寸，六十壮。

又方，灸乳下一寸，随病左右，多其壮数，即瘥。

又方，以四指尖其痛处，下灸指下际数壮，令人痛，上爪其鼻人中，又爪其心下一寸，多其壮，取瘥。

又方，破鸡子白，顿吞之。口闭者，纳喉中，摇顿令下，立瘥。

又方，破鸡子白，顿吞七枚。不可，再服。

又方，理商陆根，熬，以囊贮，更番熨之，冷复易。虽有五尸之名，其例皆相似，而有小异者（飞尸者，游走皮肤，洞穿脏腑，每发刺痛，变作无常也；遁尸者，附骨入肉，攻凿血脉，每发不可得近，见尸丧、闻哀哭便作也；风尸者，淫跃四肢，不知痛之所在，每发昏恍，得风雪便作也；沉尸者，缠结脏腑，冲心胁，每发绞切，遇寒冷便作也；尸注者，举身沉重，精神错杂，常觉惛[2]废，每节气改变，辄致大恶，此一条，别有治后熨也）。

凡五尸，即身中尸鬼接引也，共为病害，经术甚有消灭之方，而非世徒能用，今复撰其经要，以救其敝，方：

雄黄一两，大蒜一两，令相和似弹丸许，纳二合热酒中，服之须臾瘥。未瘥，更作。已有疢者，常蓄此药也。

又方，干姜、桂分等。末之，盐三指撮，熬令青，末，合水服之，即瘥。

又方，捣蒺[3]藜子，蜜丸，服如胡豆二丸，日三。

又方，粳米二升，水六升，煮一沸，服之。

又方，猪肪八合，铜器煎，小沸，投苦酒八合，相和，顿服，即瘥。

又方，掘地作小坎，水满中，熟搅，取汁服之。

又方，取屋上四角茅，纳铜器中，以三尺布覆腹，着器布上，烧茅令热，随痛追逐，蹠下痒，即瘥。若瓦屋，削取四角柱烧之亦得，极大神良者也。

又方，桂一尺，姜一两，巴豆三枚。合捣末，苦酒和如泥，以敷尸处，燥即瘥。

又方，乌臼根（锉）二升。煮令浓，去滓，煎汁，凡五升，则入水一两，服五合至一升，良。

又方，忍冬茎叶（锉）数斛。煮令浓，取汁煎之，服如鸡子一枚，日二三服，佳也。

又方，烧乱发，熬杏仁等分。捣膏，和丸之，酒服，桐子大三丸，日五六服。

又方，龙骨三分，藜芦二分，巴豆一分。捣，和井花水，服如麻子大，如法丸。

又方，漆叶曝干。捣末，酒服之。

又方，鼍[④]肝一具。熟煮，切，食之令尽，亦用蒜齑。

又方，断鳖头，烧末，水服，可分为三度，当如肉者，不尽，后发更作。

又方，雄黄一分，栀子十五枚，芍药一两。水三升，煮取一升半，分再服。

又方，栀子二七枚，烧末服。

又方，干姜、附子各一两，桂二分，巴豆三十枚（去心，并生用）。捣筛，蜜和，捣万杵，服二丸，如小豆大。此药无所不治。

又，飞尸入腹刺痛死方：

凡犀角、射罔、五注丸，并是好药，别在大方中。

治卒有物在皮中，如虾蟆[5]，宿昔下入腹中，如杯不，动摇掣痛[6]不可堪，过数日即杀人。方：

巴豆十四枚，龙胆一两，半夏、土瓜子各一两，桂一斤半。合捣碎，以两布囊贮，蒸热，更番以熨之，亦可煮饮，少少服之。

此本在杂治中，病名曰阴尸，得者多死。

校注

①磥（lěi）：突。

②惛（hūn）：迷乱，糊涂的意思。

③蒺（jí）：一年生草本植物，茎横生在地面上，开小黄花，果实也叫蒺藜，有刺，可以入药。

④鼍（tuó）：扬子鳄。

⑤虾蟆：即蟾蜍，蛤蟆。

⑥掣痛：是指疼痛并有抽掣感。掣痛多为寒痰、瘀血阻络所致。

治尸注鬼注方第七

尸注、鬼注病者，葛云即是五尸之中尸注，又挟诸鬼邪为害也。

其病变动，乃有三十六种至九十九种，大略使人寒热、淋沥、恍恍默默[1]，不的知其所苦，而无处不恶，累年积月，渐就顿滞[2]，以至于死，死后复传之旁人，乃至灭门。觉知此候者，便宜急治之。方：

取桑树白皮，曝干，烧为灰，得二斗许，着甑中蒸，令气浃便下，以釜中汤三四斗，淋之又淋，凡三度，极浓止，澄清，取二斗，以渍赤小豆二斗一宿，曝干，干复渍灰，汁尽止。

乃湿蒸令熟，以羊肉若鹿肉作羹，进此豆饭，初食一升至二升，取饱满。微者三四斗愈，极者七八斗。病去时，体中自觉疼痒淫淫。或若根本不拔，重为之，神验也。

又方，桃仁五十枚，破研，以水煮取四升，一服尽当吐。吐病不尽，三两日更作。若不吐，非注。

又方，杜蘅[3]一两，茎一两，人参半两许，瓠子二七枚，松萝六铢，赤小豆二七枚。捣末散，平旦温服方寸匕，晚当吐百种物。若不尽，后更服之也。

又方，獭肝一具，阴干，捣末，水服方寸匕，日三。一具未瘥，更作。姚云神良。

又方，朱砂、雄黄各一两，鬼臼、莔草各半两，巴豆四十枚（去心、皮），蜈蚣两枚。捣，蜜和丸，服如小豆，不得下，服二丸，亦长将行之。姚氏烧发灰、熬杏仁紫色分等，捣如脂，猪脂和，酒服梧桐子大，日三服，瘥。

又有华佗狸骨散、龙牙散、羊脂丸诸大药等，并在大方中，及成帝所受淮南丸，并疗疰[4]易灭门。

女子小儿多注车注船，心闷乱，头痛，吐，有此疢者，宜辟方：

车前子、车下李根皮、石长生、徐长卿各数两，分等。粗捣，作方囊，贮半合，系衣带及头；若注船，下暴惨，以和此共带之，又临入船，刻取此船，自烧作屑，以水服之。

校注

①恍恍默默：主要指的是神志不清，也可能会出现看不清很迷茫的状态。

②顿滞：意思是停息滞留。

③杜蘅：多年生草本植物，野生在山地里，开紫色小花。根茎可入药。

④疰（zhù）：有灌注和久住之意，多指具有传染性和病程长的慢性病，主要指劳瘵。

治卒心痛方第八

治卒心痛。

桃白皮煮汁。宜空腹服之。

又方，桂末若干姜末，二药并可单用，温酒服方寸匕，须臾六七服，瘥。

又方，驴屎，绞取汁五六合，及热顿服，立定。

又方，东引桃枝一把，切，以酒一升，煎取半升，顿服，大效。

又方，生油半合，温服，瘥。

又方，黄连八两，以水七升，煮取一升五合，去滓，温服五合，每日三服。

又方，当户以坐，若男子病者，令妇人以一杯水以饮之；若妇人病者，令男子以一杯水以饮之，得新汲水[①]尤佳。又，以蜜一分，水二分，饮之益良也。

又方，败布裹盐如弹丸，烧令赤，末，以酒一盏服之。

又方，煮三沸汤一升，以盐一合搅，饮之。若无火作汤，亦可用水。

又方，闭气忍之数十度，并以手大指按心下宛宛中，取愈。

又方，白艾（成熟者）三升，以水三升，煮取一升，去滓，顿服之。若为客气所中者，当吐之虫物。

又方，苦酒一杯，鸡子一枚，着中合搅，饮之。好酒亦可用。

又方，取灶下热灰，筛去炭，分以布囊贮，令灼灼尔，便更番以熨痛上，冷，更熬热。

又方，蒸大豆，若煮之，以囊贮[②]，更番[③]熨痛处，冷复易之。

又方，切生姜若干姜半升。以水二升，煮取一升，去滓，顿服。

又方，灸手中央长指端，三壮。

又方，好桂，削去皮，捣筛，温酒服三方寸匕。不瘥者，须臾可六七服。无桂者，末干姜佳。

又方，横度[④]病人口，折之以度心厌下，灸度头三壮。

又方，画地作五行字，撮中央土，以水一升，搅饮之也。

又方，吴茱萸二升，生姜四两，豉一升。酒六升，煮三升半。分三服。

又方，人参、桂心、栀子（擘）、甘草（炙）、黄芩各一两。水六升，煮取二升，分三服，奇效。

又方，桃仁七枚，去皮尖，熟，研，水合顿服，良。亦可治三十年患。

又方，附子二两（炮），干姜一两。捣，蜜丸，服四丸，如梧子大，日三。

又方，吴茱萸一两半，干姜准上，桂心一两，白术二两，人参、橘皮、椒（去闭口及子、汗）、甘草（炙）、黄芩、当归、桔梗各一两，附子一两半（炮）。捣筛，蜜和为丸，如梧子大。日三，稍加至十丸、十五丸，酒饮下，饭前食后任意，效验。

又方，桂心八两，水四升，煮取一升，分三服。

又方，苦参三两，苦酒半升，煮取八合，分再服，亦可用水，无煮者，生亦可用。

又方，龙胆四两，酒三升，煮取一升半。顿服。

又方，吴茱萸五合，桂一两。酒二升半，煎取一升，分二服，效。

又方，吴茱萸二升，生姜四两，豉一升。酒六升，煮取二升半，分为三服。

又方，白鸡一头，治之如食法，水三升，煮取二升，去鸡煎汁，取六合，纳苦酒六合，入珍珠一钱，复煎取六合，纳末麝香如大豆二枚，顿服之。

又方，桂心、当归各一两，栀子十四枚。捣为散，酒服方寸匕，日三五服。亦治久心病发作有时节者也。

又方，桂心二两，乌头一两。捣筛，蜜和为丸。一服如梧子大三丸，渐加之。

暴得心腹痛如刺方：

苦参、龙胆各二两，升麻、栀子各三两。苦酒五升，煮取二升，分二服。当大吐，乃瘥。

治心疝发作有时，激痛难忍方：

真射罔、吴茱萸分等。捣末，蜜和丸，如麻子。服二丸，日三服。勿吃热食。

又方，灸心鸠尾下一寸，名巨阙，及左右一寸，并百壮。又与物度颈及度脊，如之，令正相对也，凡灸六处。

治久患常痛，不能饮食，头中疼重方：

乌头六分，椒六分，干姜四分。捣末，蜜丸。酒饮服，如大豆四丸，稍加之。

又方，半夏五分，细辛五分，干姜二分，人参三分，附子一分。捣末，苦酒和丸，如梧子大。酒服五丸，日三服。

治心下牵急懊痛方：

桂心三两，生姜三两，枳实五枚。水五升，煮取三升，分三服。亦可加术二两、胶饴半斤。

治心肺伤动冷痛方：

桂二两，猪肾二枚。水八升，煮取三升。分三服。

又方，附子二两，干姜一两。蜜丸，服四丸，如梧子大，日三服。

治心痹心痛方：

蜀椒一两（熬令黄），末之，以狗心血丸之，如梧子。服五丸，日五服。

治心下坚痛，大如碗，边如旋柈，名为气分，饮水所结。方：

枳实七枚（炙），术三两。水一斗，煮取三升。分为三服。当稍软也。

若心下百结积，来去痛者，方：

吴茱萸末一升，真射罔如弹丸一枚。合捣，以鸡子白和丸，丸如小豆大。服二丸，即瘥。

治心痛多唾，似有虫，方：

取六畜心，生切作十四脔[5]，刀纵横各割之，以真丹一两，粉肉割中，旦悉[6]吞之，入雄黄、麝香，佳。

饥而心痛者，名曰饥疝。

龙胆、附子、黄连分等。捣筛，服一钱匕，日三度服之。

校注

①汲水（jí）：从井里取水。亦泛指打水。

②囊贮（náng zhù）：贮于袋中的物品。

③更番：轮流，替换。

④横度：表明物质的有关性质所达到的程度，如硬度、热度、浓度、湿度等。

⑤脔：切成小片的肉。

⑥旦悉：早晚的意思。

治卒腹痛方第九

治卒腹痛。方：

书舌上作风字，又画纸上作两蜈蚣相交，吞之。

又方，捣桂末，服三寸匕。苦酒、人参、上好干姜亦佳。

又方，粳米二升，以水六升，煮二七沸，饮之。

又方，食盐一大把。多饮水送之，忽当吐，即瘥。

又方，掘土作小坎，水满坎中，熟搅取汁，饮之。

又方，令人骑其腹，溺脐中。

又方，米粉一升，水二升，和饮。

又方，使病人伏卧，一人跨上，两手抄举其腹，令病人自纵重轻举抄之，令去床三尺许，便放之，如此二七度止，拈取其脊骨皮深取痛引之，从龟尾至顶乃止。未愈，更为之。

又方，令卧枕高一尺许，拄膝使腹皮踧[1]气入胸，令人抓其脐上三寸便愈。能干咽吞气数十遍者弥佳。此方亦治心痛，此即伏气[2]。

治卒得诸疝，小腹及阴中相引，痛如绞，自汗出欲死。方：

捣沙参末，筛，服方寸匕，立瘥。

此本在杂治中，谓之寒疝，亦名阴疝，此治不瘥，可服诸利丸下之，作走马汤亦佳。

治寒疝腹痛，饮食下，唯不觉其流行。方：

椒二合，干姜四两。水四升，煮取二升，去滓，纳饴一斤，又煎取半分，再服，数数服之。

又方，半夏一升，桂八两，生姜一升。水六升，煮取二升，分为三服。

治寒疝来去，每发绞痛。方：

吴茱萸三两，生姜四两，豉二合。酒四升，煮取二升。分为二服。

又方，附子一枚，椒二百粒，干姜半两，半夏十枚，大枣三十枚，粳米一升。水七升，煮米熟，去滓，一服一升，令尽。

又方，肉桂一斤，吴茱萸半升。水五升，煮取一升半，分再服。

又方，牡蛎、甘草、桂各二两。水五升，煮取一升半，再服。

又方，宿乌鸡一头（治如食法），生地黄七斤。合细锉之，着甑[3]蔽中蒸，铜器承。须取汁，清旦[4]服，至日晡[5]令尽。其间当下诸寒癖[6]讫[7]，作白粥渐食之。久疝者，下三剂。

校注

①蹴（cù）：通“蹙”。逼迫。

②伏气：屏气，抑止呼吸；形容惶恐的样子。

③甑（zèng）：本意指古代炊具，底部有许多透蒸汽的小孔，放在鬲上蒸食物。

④清旦：清晨。

⑤晡（bū）：申时，即下午三点钟到五点钟的时间。

⑥寒癖：指寒邪挟水饮停积胁下所致的癖病。见胁肋间有弦索状拱起，遇

冷即觉疼痛，脉弦而大等症状。

⑦讫（qì）：本意指绝止；完毕。

治心腹俱痛方第十

治心腹俱胀痛，短气欲死或已绝。方：

取栀子十四枚，豉七合。以水二升，先煮豉，取一升二合，绞去滓，内栀子，更煎取八合，又绞去滓，服半升；不愈者，尽服之。

又方，浣小衣，饮其汁一二升，即愈。

又方，桂二两（切），以水一升二合，煮取八合，去滓，顿服。无桂者，着干姜亦佳。

又方，乌梅二七枚，以水五升，煮一沸，纳大钱二七枚，煮得二升半，强人可顿服，羸人可分为再服，当下便愈。

又方，茱萸一两，生姜四两，豉三合。酒四升，煮取二升，分为三服，即瘥。

又方，干姜一两，巴豆二两。捣，蜜丸。一服如小豆二丸，当吐下，瘥。

治心腹相连常胀痛。方：

狼毒二两，附子半两。捣筛，蜜丸如梧子大。日一服一丸；二日二丸；三日后，服三丸；再一丸，至六日服三丸。自一至三以常服，即瘥。

又方，吴茱萸一合，干姜四分，附子、细辛、人参各二分。捣筛，蜜丸如梧子大。服五丸，日三服。

凡心腹痛，若非中恶、霍乱，则是皆宿结冷热所为，今此方可采以救急。瘥后，要作诸大治，以消其根源也。

治卒心腹烦满方第十一

治卒心腹烦满，又胸胁痛欲死。方：

以热汤令灼灼尔，渍手足，复易。秘方。

又方，青布方寸，鹿角三分，乱发灰二钱匕。以水二升，煮令得一升五合，去滓，尽服之。

又方，锉薏苡根，浓煮取汁，服三升。

又方，取比轮钱二十枚，水五升，煮取三沸，日三服。

又方，捣香菜汁，服一二升。水煮干姜亦佳。

又方，即用前心痛栀子豉汤法，瘥。

又方，黄芩一两，杏仁二十枚，牡蛎一两。水三升，煮取一升，顿服。

治厥逆烦满常欲呕。方：

小草、桂、细辛、干姜、椒各二两，附子二两（炮）。捣，蜜和丸，服如桐子大四丸。

治卒吐逆。方：

灸乳下一寸，七壮，即愈。

又方，灸两手大拇指内边爪后第一文头各一壮。又，灸两手中央长指爪下一壮，愈。

此本杂治中，其病亦是痰壅霍乱之例，兼宜依霍乱条法治之。人卒在此上条患者亦少，皆因他病兼之耳。或从伤寒未复，或从霍乱吐下后虚燥，或是劳损服诸补药痞满，或触寒热邪气，或食饮协毒，或服药失度，并宜各循其本源为治，不得专用此法也。

肘后备急方　卷二

治卒霍乱诸急方第十二

凡所以得霍乱者，多起饮食，或饮食生冷杂物。以肥腻酒鲙[1]，而当风履湿，薄衣露坐或夜卧失覆之所致。

初得之，便务令暖，以炭火布其所卧下，大热减之。又，并蒸被絮若衣絮自苞，冷易热者。亦可烧地，令热水沃，敷薄布席，卧其上，厚覆之。亦可作灼灼尔热汤着瓮中，渍足，令至膝；并铜器贮汤，以着腹上，衣藉之，冷复易。亦可以熨斗贮火着腹上。如此而不净者，便急灸之，但明案次第，莫为乱灸。须有其病，乃随病灸之。未有病莫预灸。灸之虽未即愈，要万不复死矣。莫以灸不即而止。灸霍乱，艾丸苦不大，壮数亦不多，本方言七壮，为可四五十，无不便火下得活。服旧方，用理中丸及厚朴大豆豉通脉半夏汤。先辈所用药皆难得，今但疏良灸之法及单行数方，用之有效，不减于贵药。已死未久者，犹可灸。

余药乃可难备，而理中丸、四顺厚朴诸汤，可不预合，每向秋月，常买自随。

卒得霍乱，先腹痛者。

灸脐上，十四壮。名太仓，在心厌下四寸，更度之。

先洞下者。

灸脐边一寸，男左女右，十四壮，甚者至三十四十壮。名大肠募。洞者，宜泻。

先吐者。

灸心下一寸，十四壮。又，并治下痢不止、上气，灸五十壮。名巨阙，正心厌尖头下一寸是也。

先手足逆冷者。

灸两足内踝上一尖骨是也，两足各七壮，不愈加数。名三阴交，在内踝尖上三寸是也。

转筋者。

灸蹶心当拇指大聚筋上，六七壮，名涌泉。又，灸足大指下约中一壮，神验。

又方，灸大指上爪甲际，七壮。

转筋入腹痛者。

令四人捉手足，灸脐左二寸，十四，灸股中大筋上去阴一寸。

若啘[②]者。

灸手腕第一约理中，七壮。名心主，当中指。

下痢不止者。

灸足大指本节内侧寸白肉际，左右各七壮，名大都。

干呕者。

灸手腕后三寸两筋间是，左右各七壮。名间使。若正厥呕绝，灸之便通。

《小品方》起死，吐且下利者。

灸两乳，连黑外近腹白肉际，各七壮，亦可至二七壮。

若吐止而利不止者。

灸脐一夫纳中，七壮，又云脐下一寸，二七壮。

若烦闷凑满者。

灸心厌下三寸，七壮，名胃管。

又方，以盐纳脐中，上灸二七壮。

若绕脐痛急者。

灸脐下三寸三七壮，名关元，良。

治霍乱神秘起死灸法。

以物横度病人人中，屈之从心鸠尾飞度以下灸。先灸中央毕，更横灸左右也。又灸脊上，以物围，令正当心厌。又夹脊左右一寸，各七壮，是腹背各灸三处也。

华佗治霍乱已死，上屋唤魂，又以诸治皆至，而犹不瘥者。

捧病人腹卧之，伸臂对，以绳度两头肘尖头，依绳下夹背脊大骨穴中，去脊各一寸，灸之百壮。不治者，可灸肘椎。已试数百人，皆灸毕即起坐。佗以此术传子孙，代代皆秘之。

右此前并是灸法。

治霍乱心腹胀痛，烦满短气，未得吐下。方：

盐二升，以水五升，煮取二升，顿服，得吐愈。

又方，生姜若干姜一二升，㕮咀，以水六升，煮三沸，顿服。若不即愈，更可作。无新药，煮滓亦得。

又方，饮好苦酒三升，小老、羸者，可饮一二升。

又方，温酒一二升，以蜡如弹丸一枚，置酒中，消乃饮。无蜡，以盐二方寸匕代，亦得。

又方，桂屑半升，以暖饮二升和之，尽服之。

又方，浓煮竹叶汤五六升，令灼已转筋处。

又方，取楠若樟木（大如掌者）削之，以水三升，煮三沸，去滓，令灼之也。

又方，服干姜屑三方寸匕。

又方，取蓼若叶，细切二升，水五升，煮三沸，顿服之。煮干苏若生苏汁，即亦佳。

又方，小蒜一升，㕮咀，以水三升，煮取一升，顿服之。

又方，以暖汤渍小蒜五升许，取汁服之，亦可。

又方，以人血合丹服，如梧子大，二丸。

又方，生姜一斤，切，以水七升，煮取二升，分为三服。

又方，取卖解家机上垢，如鸡子大，温酒服之，瘥。

又方，饮竹沥少许，亦瘥。

又方，干姜二两，甘草二两，附子一两。水三升，煮取一升，纳猪胆一合相和，分为三服。

又方，芦蓬茸一大把，浓煮，饮二升，瘥。

若转筋，方：

烧铁令赤，以灼踵白肉际上近后，当纵铁，以随足为留停，令成疮，两足皆尔，须臾间，热入腹，不复转筋，便愈。可脱刀烧虾尾用之，即瘥。

又方，煮苦酒三沸以摩之，合少粉尤佳。以絮胎缚，从当膝下至足。

又方，烧栀子二七枚，研末服之。

又方，桂，半夏等分，末，方寸匕，水一升和，服之瘥。

又方，生大豆屑，酒和服，方寸匕。

又方，烧蜈蚣膏，敷之即瘥。

若转筋入肠中，如欲转者。

取鸡屎白一寸，水六合，煮三沸，顿服之，勿令病者知之。

又方，苦酒煮衣絮，絮中令温，从转筋处裹之。

又方，烧编荐索三撮，仍酒服之，即瘥。

又方，釜底黑末，酒服之，瘥。

若腹中已转筋者。

当倒担病人头在下，勿使及地，腹中平乃止。

若两臂脚及胸胁转筋。

取盐一升半，水一斗，煮令热灼灼尔，渍手足；在胸胁者，汤洗之。转筋入腹中，倒担病人，令头在下，腹中平乃止。若极者，手引阴，阴缩必死，犹在，倒担之，可活耳。

若注痢不止，而转筋入腹欲死。

生姜一两累，擘破，以酒升半，煮合三四沸，顿服之，瘥。

治霍乱吐下后心腹烦满。方：

栀子十四枚，水三升，煮取二升，纳豉七合，煮取一升，顿服之。呕者，加橘皮二两。若烦闷，加豉一升，甘草一两，蜜一升，增水二升，分为三服。

治霍乱烦躁，卧不安稳，方：

葱白二十茎，大枣二十枚。水三升，煮取二升，顿服之。

治霍乱吐下后，大渴多饮则杀人。方：

以黄米五升，水一斗煮之，令得三升，清澄，稍稍饮之，莫饮余物也。

崔氏云理中丸方：

甘草三两，干姜、人参、白术各一两。捣下筛，蜜丸如弹丸。觉不住，更服一枚，须臾不瘥，仍温汤一斗，以麋肉中服之，频频三五度，令瘥。亦可用酒服。

四顺汤，治吐下腹干呕，手足冷不止。

干姜、甘草、人参、附子各二两。水六升，煮取三升半，分为三服。若下不止，加龙骨一两。腹痛甚，加当归二两。《胡洽》用附子一枚，桂一两。人霍乱亦不吐痢，但四肢脉沉，肉冷汗出渴者，即瘥。

厚朴汤，治烦呕腹胀。

厚朴四两（炙），桂二两，枳实五枚（炙），生姜三两。以水六升，煮取二升，分为三服。

凡此汤四种，是霍乱诸患皆治之，不可不合也。霍乱若心痛尤甚者，此为挟毒，兼用中恶方治之。

校注

①鲙（kuài）：鲙鱼就是鳓（lè）鱼。

②哕（yuě）：通“哕”。指干呕。

治伤寒时气温病方第十三

治伤寒及时气温病及头痛，壮热脉大，始得一日，方：

取旨兑根、叶合捣三升许，和之真丹一两，水一升，合煮，绞取汁，顿服之，得吐便瘥。若重，一升尽服，厚覆取汗，瘥。

又方，小蒜一升，捣取汁三合，顿服之。不过，再作，便瘥。

又方，乌梅二七枚，盐五合。以水三升，煮取一升，去滓，顿服之。

又方，取生梓木，削去黑皮，细切里白一升，以水二升五合煎，去滓，一服八合，三服，瘥。

又方，取术丸子二七枚，以水五升，接之令熟，去滓，尽服汁，当吐下，愈。

又方，鸡子一枚，着冷水半升，搅与和，乃复煮三升水，极令沸，以向所和水，投汤中，急搅令相得，适寒温，顿服取汗。

又方，以真丹涂身令遍，面向火坐，令汗出，瘥。

又方，取生蘘荷根、叶合捣，绞取汁，服三四升。

又方，取干艾三斤，以水一斗，煮取一升，去滓，顿服取汗。

又方，盐一升食之，以汤送之，腹中当绞吐，便覆取汗，便瘥。

又方，取比轮钱一百五十七枚，以水一斗，煮取七升，服汁尽之。须臾，复以五升水，更煮令得一升，以水二升投中，合令得三升，出钱饮汁，当吐毒出也。

又方，取猪膏如弹丸者，温服之，日三服，三日九服。

又方，乌梅三十枚（去核），以豉一升，苦酒三升，煮取一升半，去滓，顿服。

又，伤寒有数种，人不能别，令一药尽治之者，若初觉头痛、肉热、脉洪，起一二日，便作葱豉汤。

用葱白一虎口，豉一升，以水三升，煮取一升，顿服取汗。不汗，复更作，加葛根二两，升麻三两，五升水，煎取二升，分再服，必得汗。若不汗，更加麻黄二两。又，用葱汤研米二合，水一升，煮之少时，下盐、豉，后纳葱白四物，令火煎取三升，分服取汗也。

又方，豉一升，小男溺三升，煎取一升，分为再服，取汗。

又方，葛根四两，水一斗，煎取三升，乃纳豉一升，煎取升半，一服。捣生葛汁，服一二升，亦为佳也。

若汗出不歇，已三四日，胸中恶，欲令吐者。

豉三升，水七升，煮取二升半，去滓，纳蜜一两，又煮三沸，顿服，安卧，当得吐，不瘥，更服取瘥。秘法，传于子孙也。

又方，生地黄三斤，细切，水一斗，煮取三升，分三服。亦可服藜芦吐散及苦参龙胆散。

若已五六日以上者。

可多作青竹沥，少煎令减，为数数饮之，厚覆取汗。

又方，大黄、黄连、黄檗、栀子各半两。水八升，煮六七沸，纳豉一升，葱白七茎，煮取三升，分服。宜老少。

又方，苦参二两，黄芩二两，生地黄半斤。水八升，煮取一升，分再服。或吐下毒，则愈。

若已六七日，热极，心下烦闷，狂言见鬼，欲起走。

用干茱萸三升，水二升，煮取一升后，去滓，寒温服之，得汗便愈。此方恐不失，必可用也，秘之。

又方，大蚓一升（破去），以人溺煮令熟，去滓服之。直生绞汁及水煎之，并善。又，绞粪汁，饮数合至一二升，谓之黄龙汤，陈久者佳。

又方，取白犬，从背破取血，破之多多为佳，当及热，以敷胸上，冷乃去之。此治垂死者活。无白犬，诸纯色者亦可用之。

又方，取桐皮（削去上黑者），细擘之，长，断令四寸一束，以酒五合，以水一升，煮取一升，去滓，顿服之。当吐下青黄汁数升，即瘥。

又方，鸡子三枚，芒硝方寸匕。酒三合，合搅，散消尽，服之。

又方，黄连三两，黄檗、黄芩各二两，栀子十四枚。水六升，煎取二升，分再服，治烦呕不得眠。

治时气行，垂死破棺。千金煮汤。

苦参一两，㕮咀，以酒二升半，旧方用苦参酒煮，令得一升半，去滓，适寒温，尽服之。当间苦寒吐毒如溶胶，便愈。

又方，大钱百文，水一斗，煮取八升，纳麝香当门子李子大，末，稍稍与饮至尽，或汗，或吐之。

治温毒发斑，大疫难救，黑膏。

生地黄半斤（切碎），好豉一升，猪脂二斤。合煎五六沸，令至三分减一，绞去滓，末雄黄，麝香如大豆者，纳中搅和，尽服之。毒从皮中出，即愈。

又方，用生虾蟆，正尔破腹去肠，乃捣吞食之。得五月五日干者，烧末，亦佳矣。

黑奴丸。

《胡洽》《小品》同，一名水解丸，又一方加小麦黑教一两，名为麦奴丸。支同此注。

麻黄二两，大黄二两，黄芩一两，芒硝一两，釜底墨一两，灶突墨二两，梁上尘二两。捣，蜜丸如弹丸，新汲水五合，末一丸，顿服之。若渴，但与水，须臾寒，寒了汗出便解。日移五尺不觉，更服一丸。此治五六日，胸中大热，口噤，名为坏病[①]，不可医治，用此黑奴丸。

又方，大青四两，甘草、胶各二两，豉八合。以水一斗，煮二物，取三升半，去滓，纳豉煮三沸，去滓，乃纳胶，分作四服，尽，又合此。治得至七八日，发汗不解及吐下大热，甚佳。

又方，大黄三两，甘草二两，麻黄二两，杏仁三十枚，芒硝五合，黄芩一两，巴豆二十粒（熬）。捣，蜜丸和，如大豆，服三丸，当利毒。利不止，米饮止之。家人视病者，亦可先服取利，则不相染易也。此丸亦可预合置。

麻黄解肌[2]一二日便服之。

麻黄、甘草、升麻、芍药、石膏各一两，杏仁三十枚，贝齿三枚（末之）。以水三升，煮取一升，顿服，覆取汗出，即愈，便食豉粥补虚，即宜也。

又方，麻黄二两，芩、桂各一两，生姜三两。以水六升，煮取二升，分为四服。

亦可服葛根解肌汤。

葛根四两，芍药二两，麻黄、大青、甘草、黄芩、石膏、桂各一两，大枣四枚。以水五升，煮取二升半，去滓，分为三服，微取汗。

二日以上至七八日不解者，可服小柴胡汤。

柴胡八两，人参、甘草、黄芩各三两，生姜八两（无者，干姜三两），半夏五两（汤洗之），大枣十二枚。水九升，煮取二升半，分为三服。微覆取汗半日，须臾便瘥。若不好，更作一剂。

若有热实，得汗不解，复满痛、烦躁、欲谬语者，可服大柴胡汤。方：

柴胡半斤，大黄二两，黄芩三两，芍药二两，枳实十枚，半夏五两（洗之），生姜五两，大枣十二枚。水一斗，煮取四升，当分为四服，当微利也。

此四方最第一急须者，若幸可得药，便可不营之，保无死忧。诸小治为防以穷极耳。若病失治，及治不瘥，十日以上，皆名坏病，唯应服大小鳖甲汤。此方药分两乃少而种数多，非备急家所办，故不载。凡伤寒发汗，皆不可使流离过多，一服得微汗，汗絜便止。未止，粉之，勿当风。

初得伤寒，便身重腰背痛，烦闷不已，脉浮，面赤，斑斑如锦文，喉咽痛，或下痢，或狂言欲走，此名中阳毒，五日可治，过此死，宜用此方：

雄黄、甘草、升麻、当归、椒、桂各一分。水五升，煮取二升半，分三服，温覆取汗，服后不汗，更作一剂。

若身重背强蛰蛰如被打，腹中痛，心下强，短气呕逆[3]，唇青面黑，四肢冷，脉沉细而紧数，此名中阴毒，五日可治，过此死，用此方：

甘草、升麻各二分，当归、椒各一分，鳖甲一两。以水五升，煮取二升半，分三服。温覆取汗，汗不出，汤煮更作也。

阴毒伤，口鼻冷者。

干姜、桂各一分，末，温酒三合，服之，当大热，瘥。凡阴阳二毒，不但[4]初得便尔，或一二日变作者，皆以今药治之，得此病多死。

治热病不解，而下痢困笃欲死者，服此大青汤。方：

大青四两，甘草三两，胶二两，豉八合，赤石脂三两。以水一斗，煮取三升，分三服，尽更作，日夜两剂，愈。

又方，但以水五升，豉一升，栀子十四枚，韭白一把，煮取三升半，分为三服。

又方，龙骨半斤，捣碎，以水一斗，煮取五升，使极冷，稍稍[5]饮，其间或得汗，即愈矣。

又方，黄连，当归各二两，干姜一两，赤石脂二两。蜜丸如梧子，服二十丸，日三夜再。

又方，黄连二两，熟艾如鸭卵大。以水二斗，煮取一升，顿服，立止。

天行诸痢悉主之。

黄连三两，黄檗、当归、龙骨各二两。以水六升，煮取二升，去滓，入蜜七合，又火煎取一升半，分为三服，效。

天行毒病，挟热腹痛，下痢。

升麻、甘草、黄连、当归、芍药、桂心、黄檗各半两。以水三升，煮取一升，服之，当良。

天行四五日，大下热痢。

黄连、黄檗各三两，龙骨三两，艾如鸡子大。以水六升，煮取二升，分为二服。忌食猪肉、冷水。

若下脓血不止者。

赤石脂一斤，干姜一两，粳米一升。水七升，煮米熟，去滓，服七合，日三。

又方，赤石脂一斤，干姜二两。水五升，煮取三升，分二服，若绞脐痛，加当归一两，芍药二两，加水一升也。

若大便坚闭，令利者。

大黄四两，厚朴二两，枳实四枚。以水四升，煮取一升二合，分再服，得通者，止之。

若十余日不大便者，服承气丸。

大黄、杏仁各二两，枳实一两，芒硝一合。捣，蜜和丸如弹丸，和汤六七合服之，未通更服。

若下痢不能食者。

黄连一升，乌梅二十枚，炙燥，并得捣末，蜡如棋子大，蜜一升，合于微火上，令可丸，丸如梧子大，一服二丸，日三。

若小腹满，不得小便，方：

细末雌黄，蜜和丸，取如枣核大，纳溺孔中，令半寸，亦以竹管注阴，令痛朔之通。

又方，末滑石三两，葶苈子一合。水二升，煮取七合，服。

又方，捣生葱，敷小腹上，参易之。

治胸胁痞满，心塞气急，喘急。方：

人参、术各一两，枳实二两，干姜一两。捣，蜜和丸，一服一枚。若嗽，加栝蒌二两；吐，加牡蛎二两。日夜服五六丸，不愈更服。

毒病攻喉咽肿痛，方：

切当陆，炙令热，以布藉喉，以熨布上，冷复易。

又方，取真蔄茹爪甲大，纳口中，以牙小嚼汁，以渍喉，当微觉异为佳也。

毒病后攻目，方：

煮蜂窠以洗之，日六七度，佳。

又方，冷水渍青布以掩之。

若生翳者。

烧豉二七粒，末，纳管鼻中以吹之。

治伤寒呕不止，方：

甘草一两，升麻半两，生姜三两，橘皮二两。水三升，煮取二升，顿服之，愈。

又方，干姜六分，附子四分，末。以苦酒丸，如梧子大，一服三丸，日三服。

治伤寒啘不止方：

甘草三两，橘皮一升。水五升，煮取三升，分服，日三，取瘥。

又方，熟洗半夏，末服之，一钱一服。

又方，赤苏一把，水三升，煮取二升，稍稍[5]饮。

又方，干姜六分，附子四分。末，苦酒丸，如梧子大，服三丸，日三服。

比岁[6]有病时行，仍发疮，头面及身，须臾周匝[7]，状如火疮，皆戴白浆，随决随生，不即治，剧者[8]多死。治得瘥后，疮瘢紫黑，弥岁[9]方减，此恶毒之气。世人云：永徽四年，此疮从西东流，遍于海中，煮葵菜，以蒜齑啖[10]之，即止。初患急食之，少饭下菜亦得。以建武中于南阳击虏所得，仍呼为虏疮，诸医参详作治，用之有效。方：

取好蜜通身上摩，亦可以蜜煎升麻，并数数食。

又方，以水浓煮升麻，绵沾洗之，苦酒渍弥好，但痛难忍。

其余治犹依伤寒法，但每多作毒意防之，用地黄黑膏亦好。

治时行病发黄方：

茵陈六两，大黄二两，栀子十二枚。以水一斗，先洗茵陈，取五升，去滓，纳二物，又煮取三升，分四服。亦可兼取黄疸中杂治法，瘥。

比岁又有虏黄病，初唯觉四体沉沉不快，须臾见眼中黄，渐至面黄及举身皆黄，急令溺白纸，纸即如柏染者，此热毒已入内，急治之。若初觉，便作瓜蒂赤豆散，吹鼻中，鼻中黄汁出数升者，多瘥。若已深，应看其舌下两边，有白脉弥弥处，芦刀割破之，紫血出数升，亦歇。然此须惯解割者，不解割，忽伤乱舌下青脉，血出不止，便杀人。方可烧纺铃铁，以灼此脉令焦，兼瓜蒂杂巴豆捣为丸服之，大小便亦去黄汁，破灼已后，禁诸杂食。又云：有依黄、坐黄，复须分别之。方。切竹，煮饮之。

又方，捣生瓜根，绞取汁，饮一升至二三升。

又方，醋酒浸鸡子一宿，吞其白数枚。

又方，竹叶切五升，小麦七升，石膏三两（末，绵裹之）。以水一斗五升，煮取七升，一服一升，尽吃即瘥也。

又方，生葛根汁二升，好豉一升，栀子三七枚，茵陈（切）一升。水五升，煮取三升，去滓，纳葛汁，分为五服。

又方，金色脚鸡，雌鸡血在，治如食法，熟食肉饮汁令尽，不过再作。亦可下少盐、豉，佳。

治毒攻手足肿，疼痛欲断。方：

用虎杖根，锉，煮，适寒温，以渍足，令踝上有尺许水，止之。

又方，以稻穰[11]灰汁渍足。

又方，酒煮苦参以渍足，瘥。

又方，盐、豉及羊尿一升，捣令熟，以渍之。

又方，细锉黄檗五斤，以水三斗，煮渍之。亦治攻阴肿痛。

又方，作坎令深三尺，少容两足，烧坎令热，以酒灌坎中，着屐踞坎中，壅勿令泄。

又方，煮羊桃汁渍之，杂少盐、豉尤好。

又方，煮马屎若羊屎汁，渍。

又方，猪膏和羊屎涂之，亦佳。

又方，以牛肉裹肿处，肿消痛止。

又方，捣常思草，绞取汁，以渍足。

又方，猪蹄一具，合葱煮，去滓，纳少盐，以渍之。

毒病下部生疮者。

烧盐以深导之，不过三。

又方，生漆涂之，绵导之。

又方，大丸艾灸下部，此谓穷无药。

又方，取蚓三升，以水五升，得二升半，尽服之。

又方，煮桃皮，煎如饴，以绵合导之。

又方，水中荇菜[12]，捣，绵裹导之，日五易，瘥。

又方，榉皮、槲皮合煮汁，如饴糖，以导之。又，浓煮桃皮饮之，最良。

又方，捣蛇莓汁，服三合，日三。水渍乌梅令浓，并纳崖蜜，数数饮。

若病人齿无色，舌上白，或喜睡眠，愦愦[13]不知痛痒处，或下痢，急治下部。不晓此者，但攻其上，不以下为意。下部生虫，虫食其肛，肛烂见五脏便死。治之方：

取鸡子白，内漆合搅，还纳壳中，仰头吞之，当吐虫，则愈。

又方，烧马蹄作灰，细末，猪脂和，涂绵以导下部，日数度，瘥。

又方，桃仁十五枚，苦酒二升，盐一合，煮取六合，服之。

又方，烧艾于管中熏之，令烟入下部，中少雄黄杂妙。此方是溪温[14]，故尔兼取彼治法。

又有病𧏾下不止者。

乌头二两，女萎、云实各一两，桂二分，蜜丸如桐子，水服五丸，一日三服。

治下部卒痛，如鸟啄之。方：

赤小豆、大豆各一升，合捣，两囊贮，蒸之令熟，更互坐，即愈。

此本在杂治中，亦是伤寒毒气所攻故。凡治伤寒方甚多，其有诸麻黄、葛根、桂枝、柴胡、青龙、白虎、四顺、四逆二十余方，并是至要者，而药难尽备，且诊候须明悉，别所在撰大方中，今唯载前四方，尤是急须者耳。其黄膏、赤散在辟病条中。预合，初觉患便服之。伤寒、时行、温疫，三名同一种耳，而源本小异。其冬月伤于寒，或疾行力作，汗出得风冷，至夏发，名为伤寒；其冬月不甚寒，多暖气及西风，使人骨节缓惰受病，至春发，名为时行；其年岁中有疠气兼挟鬼毒相注，名为温病。如此诊候并相似。又贵胜雅言，总名伤寒，世俗因号为时行，道术符刻言五温，亦复殊，大归终止是共途也。然自有阳明、少阴、阴毒、阳毒为异耳。少阴病例不发热，而腹满下痢，最难治也。

校注

①坏病：中医谓因医治不当而成的顽症、重病。

②解肌：治疗外感初起有汗的方法。

③呕逆：气逆而产生呕吐的感觉。

④不但：不仅、不只是。

⑤稍稍：指渐次、逐渐，现代汉语指稍微。

⑥比岁：连年，近年。

⑦周匝（zā）：环绕一周；围绕；也指周围。

⑧剧者：厉害；严重。

⑨弥岁：经年；终年。

⑩齑啖（jī dàn）：捣碎的。

⑪ 稻穰：即稻秆，气味辛、甘，热，无毒。

⑫ 荇菜：多年生草本植物，叶子略呈圆形，浮在水面，根生在水底，花黄色，蒴果椭圆形。茎可以吃，全草入药。

⑬ 愦愦（kuì kuì）：烦乱，纷乱。烦闷貌，忧愁貌。

⑭ 溪温：即水毒病。

治时气病起诸劳复方第十四

凡得毒病愈后，百日之内，禁食猪、犬、羊肉，并伤血；及肥鱼久腻、干鱼，则必大下痢，下则不可复救。又，禁食面食、胡蒜、韭薤、生菜、虾鳝辈，食此多致复发则难治，又令到他年数发也。

治笃病新起早劳及食饮多致欲死，方：

烧鳖甲，服方寸匕。

又方，以水服胡粉少许。

又方，粉三升，以暖水和服之，厚覆取汗。

又方，干苏一把，水五升，煮取二升，尽服之。无干者，生亦可用，加生姜四两，豉一升。

又方，鼠屎，两头尖者二七枚，豉五合。以水三升，煎半，顿服之，可服，温覆取汗，愈。有麻子仁纳一升，加水一升，弥良。亦可纳枳实、葱白一虎口也。

又方，取伏鸡子壳碎之，熬令黄黑，细末，热汤服一合，温覆取汗。

又方，大黄、麻黄各二两，栀子仁十四枚，豉一升。水五升，煮取三升，分再服，当小汗及下痢。

又方，浓煮甘皮服之，芦根亦佳。

觉多而发复方：

烧饭筛末，服方寸匕，良。

治交接劳复，阴卵肿，或缩入腹，腹中绞痛或便绝。方：

烧妇人月经衣，服方寸匕。

又方，取豚子一枚，撞之三十六，放于户中，逐使喘极，乃刺胁下取血一升，酒一升，合和饮之。若卒无者，但服血，慎勿便冷，应用猳豚。

又方，取所交接妇人衣，覆男子上一食久，活之。

又方，取猳豚胫及血，和酒饮之，瘥。

又方，刮青竹茹二升，以水三升，煮令五六沸，然后绞去滓。以竹茹汤温服之。此方亦通治劳复。

又方，矾石一分，消三分，末，以大麦粥清，可方寸匕，三服，热毒随大小便出。

又方，取蓼子一大把，水挼取汁，饮一升。干者，浓取汁服之。葱头捣，以苦酒和服，亦佳。

又方，蚯蚓数升，绞取汁，服之良。

若瘥后，病男接女，病女接男。安者阴易，病者发复，复者亦必死。

卒阴易病，男女温病瘥后，虽数十日，血脉未和，尚有热毒，与之交接者，即得病，曰阴易。杀人甚于时行，宜急治之。令人身体重，小腹急，热上肿胸，头重不能举，眼中生䁾，膝胫拘急欲死。方：

取妇人裈[①]亲阴上者，割取烧末，服方寸匕，日三，小便即利，而阴微肿者，此当愈。

得童女裈亦良，若女病，亦可用男裈。

又方，鼠屎（两头尖者）二七枚，蓝一把，水五升，煮取二升，尽服之，温覆取汗。

又方，蚯蚓二十四枚，水一斗，煮取三升，一服，仍取汗，并良。

又方，末干姜四两，汤和顿服，温覆取汗，得解止。

又方，男初觉，便灸阴三七壮，若已尽，甚至百壮，即愈。眼无妨，阴道疮复常。

两男两女，并不自相易，则易之为名，阴阳交换之谓也。

凡欲病人不复。

取女人手足爪二十枚，又取女中下裳带一尺，烧灰，以酒若米饮服之。

大病瘥后，小劳便鼻衄，方：

左顾牡蛎十分，石膏五分。捣末，酒服方寸匕，日三四，亦可蜜丸服，如梧子大，服之。

大病瘥后，多虚汗，及眼中流汗，方：

杜仲、牡蛎分等，暮卧水服，五匕则停，不止更作。

又方，甘草二两，石膏二两。捣末，以浆服方寸匕，日二服，瘥。

又方，龙骨、牡蛎、麻黄根，末，杂粉以粉身，良。

又，瘥复虚烦不得眠。眼中痛[2]疼懊侬。

豉七合，乌梅十四枚。水四升，先煮梅，取二升半，纳豉，取一升半，分再服。无乌梅，用栀子十四枚亦得。

又方，黄连四两，芍药二两，黄芩一两，胶三小挺，水六升，煮取三升，分三服。亦可纳乳子黄二枚。

又方，千里流水一石（扬之万度），二斗半，半夏二两（洗之），秫米一斗，茯苓四两。合煮得五升，分五服。

校注

①裈（kūn）：裤子。

②痛（yuān）：酸痛。忧郁。

治瘴气疫疠温毒诸方第十五

辟瘟疫药干散。

大麻仁、柏子仁、干姜、细辛各一两，附子半两（炮）。捣筛，正旦以井华水，举家各服方寸匕。疫极则三服，日一服。

老君神明白散。

术一两，附子三两，乌头四两，桔梗二两半，细辛一两。捣筛，正旦服一钱匕，一家合药，则一里无病。此带行，所遇病气皆消。若他人有得病者，便温酒服之方寸匕，亦得。病已四五日，以水三升，煮散，服一升，覆取汗出也。

赤散方：

牡丹五分，皂荚五分，炙之，细辛、干姜、附子各三分，肉桂二分，真珠四分，踯躅[①]四分。捣筛为散，初觉头强邑邑[②]，便以少许纳鼻中，吸之取吐，温酒服方寸匕，覆眠得汗，即瘥。晨夜行，及视病，亦宜少许以纳粉，粉身佳。牛马疫，以一匕着舌下，溺灌，日三四度，甚妙也。

度瘴散，辟山瘴恶气。若有黑雾郁勃[③]及西南温风，皆为疫疠[④]之候。方：

麻黄、椒各五分，乌头三分，细辛、术、防风、桔梗、桂、干姜各一分。捣筛，平旦酒服一盏匕，辟毒诸恶气，冒雾行，尤宜服之。

太乙流金方：

雄黄三两，雌黄二两，矾石、鬼箭各一两半，公羊角二两。捣为散，三角绛囊贮一两，带心前并门户上。月旦青布裹一刀圭[5]。中庭烧温，病人亦烧熏之，即瘥。

辟天行疫疠。

雄黄、丹砂、巴豆、矾石、附子、干姜分等。捣，蜜丸，平旦向日吞之一丸，如胡麻大，九日止，令无病。

常用辟温病散方：

真珠、肉桂各一分，贝母三分（熬之），鸡子白（熬令黄黑），三分。捣筛，岁旦服方寸匕。若岁中多病，可月月朔望[6]服之，有病即愈。病人服者，当可大效。

虎头杀鬼方：

虎头骨五两，朱砂、雄黄、雌黄各一两半，鬼臼、皂荚、芜荑各一两。捣筛，以蜡蜜和如弹丸，绛囊贮，系臂，男左女右。家中悬屋四角。月朔望夜半，中庭烧一丸。一方有菖蒲、藜芦，无虎头、鬼臼、皂荚，作散带之。

赵泉黄膏方：

大黄、附子、细辛、干姜、椒、桂各一两，巴豆八十枚（去心、皮）。捣细，苦酒渍之宿。腊月猪膏二斤，煎三上三下，绞去滓，蜜器贮之，初觉勃色[7]便热，如梧子大一丸，不瘥，又服。亦可火炙以摩身体数百遍，佳。并治贼风走游皮肤，并良。可预合之，便服即愈也。

单行方术。

西南社中柏东南枝，取曝干，末，服方寸匕，立瘥。

又方，正月上寅日，捣女青屑，三角绛囊贮，系户上帐前，大吉。

又方，马蹄木（捣屑）二两，绛囊带之，男左女右。

又方，正月朔旦及七月，吞麻子、小豆各二七枚。又，各二七枚投井中。又，以附子二枚，小豆七枚，令女子投井中。

又方，冬至日，取雄赤鸡作腊，至立春煮食尽，勿分他人。二月一日，取东行桑根（大如指），悬门户上，又人人带之。

又方，埋鹊于圊前。

断温病令不相染。

着断发仍使长七寸，盗着病人卧席下。

又方，以绳度所住户中壁，屈绳[8]结之。

又方，密以艾灸病人床四角，各一壮，不得令知之，佳也。

又方，取小豆，新布囊贮之，置井中三日出，举家男服十枚，女服二十枚。

又方，桃木中虫屎，末，服方寸匕。

又方，鲍鱼头，烧三指撮，小豆七枚，合末服之，女用豆二七枚。

又方，熬豉杂土酒渍，常将服之。

又方，以鲫鱼密致卧下，勿令知之。

又方，柏子仁、细辛、穄米、干姜三分，附子一分。末，酒服方寸匕，日服三，服十日。

又方，用麦蘖，服穄米、干姜（又云麻子仁），可作三种服之。

校注

①踯躅（zhí zhú）：杜鹃花的别名。又名映山红。

②邑邑（yì yì）：忧郁不乐貌；微弱貌；谦抑貌。

③郁勃：郁结壅塞。

④疫疠（lì）：具有传染或流行特征而且伤亡较严重的一类疾病。

⑤刀圭（guī）：中药的量器名、药物。

⑥朔望（shuò wàng）：朔日和望日。旧历每月初一日和十五日。

⑦勃色：变色的样子。

⑧屈绳：把绳子对折。

肘后备急方　卷三

治寒热诸疟方第十六

治疟病方：

鼠妇、豆豉二七枚，合捣令相和。未发时服二丸，欲发时服一丸。

又方，青蒿一握，以水二升渍，绞取汁，尽服之。

又方，用独父蒜于白炭上烧之，末，服方寸匕。

又方，五月五日，蒜一片（去皮，中破之，刀割），令容巴豆一枚（去心、皮，纳蒜中，令合）。以竹挟，以火炙之，取可热，捣为三丸。未发前服一丸。不止，复与一丸。

又方，取蜘蛛一枚芦管中，密塞管中，以绾[1]颈，过发时乃解去也。

又方，日始出时，东向日再拜，毕，正长跪，向日叉手，当闭气，以书墨注其管两耳中，各七注；又丹书舌上，言子日死，毕，复再拜，还去勿顾，安卧勿食，过发时断，即瘥。

又方，多煮豉汤，饮数升，令得大吐，便瘥。

又方，取蜘蛛一枚，着饭中，合丸吞之。

又方，临发时，捣大附子，下筛，以苦酒和之，涂背上。

又方，鼠妇虫子四枚各一，以饴糖裹之丸，服便断，即瘥。

又方，常山（捣，下筛成末）三两，真丹一两（白蜜和）。捣百杵，丸如梧子。先发服三丸，中服三丸，临卧服三丸，无不断者。常用，效。

又方，大开口，度上下唇，以绳度心头，灸此度下头百壮，又灸脊中央五十壮，过发时，灸二十壮。

又方，破一大豆（去皮），书一片作“日”字，一片作“月”字，左手持“日”，右手持“月”，吞之立愈。向日服之，勿令人知也。

又方，皂荚三两（去皮，炙），巴豆二两（去心、皮）。捣，丸如大豆大。一服一枚。

又方，巴豆一枚（去心、皮），射罔如巴豆大，枣一枚（去皮）。合捣成丸。先发各服一丸，如梧子大也。

又方，常山、知母、甘草、麻黄等分。捣，蜜和丸如大豆，服三丸，比发时令过毕。

又方，常山三两，甘草半两。水酒各半升，合煮取半升，先发时一服，比发令三服尽。

又方，常山三两（锉），以酒三升，渍二三日，平旦作三合服。欲呕之，临发又服二合，便断。旧酒亦佳，急亦可煮。

又方，常山三两，秫米三百粒。以水六升，煮取三升，分之服，至发时令尽。

又方，若发作无常，心下烦热。取常山二两，甘草一两半，合以水六升，煮取二升，分再服，当快吐，仍断，勿饮食。

老疟久不断者。

常山三两，鳖甲一两（炙），升麻一两，附子一两，乌贼骨一两。以酒六升，渍之，小令近火，一宿成，服一合，比发可数作。

又方，藜芦、皂荚各一两（炙），巴豆二十五枚。并捣，熬令黄，依法捣，蜜丸如小豆。空心服一丸，未发时一丸，临发时又一丸，勿饮食。

又方，牛膝茎叶一把（切），以酒三升服，令微有酒气，不即断，更作，不过三服而止。

又方，末龙骨方寸匕，先发一时，以酒一升半，煮三沸，及热尽服，温覆取汗，便即效。

又方，常山三两，甘草半两，知母一两。捣，蜜丸，至先发时，服如梧子大十丸，次服减七丸八丸，后五六丸，即瘥。

又方，先发二时，以炭火床下，令脊脚极暖被覆，过时乃止。此治先寒后热者。

又方，先炙鳖甲（捣末）方寸匕，至时令三服尽，用火炙，无不断。

又方，常山三两，捣筛，鸡子白和之丸，空腹三十丸，去发食久三十丸，发时三十丸，或吐或否也，从服药至过发时，勿饮食。

治温疟不下食。

知母、鳖甲（炙）、常山各二两，地骨皮三两（切），竹叶一升（切），石膏四两。以水七升，煮二升五合，分温三服。忌蒜、热面、猪、鱼。

治瘴疟。

常山、黄连、豉（熬）各三两，附子二两（炮）。捣筛，蜜丸。空腹服四丸，欲发三丸，饮下之，服药后至过发时，勿吃食。

若兼诸痢者。

黄连、犀角各三两，牡蛎、香豉各二两（并熬），龙骨四两。捣筛，蜜丸，服四十丸，日再服，饮下。

无时节发者。

常山二两，甘草一两半，豉五合（绵裹）。以水六升，煮取三升。再服，快吐。

无问年月，可治三十年者。

常山、黄连各三两。酒一斗，宿渍之，晓以瓦釜煮取六升，一服八合，比发时令得三服，热当吐，冷当利，服之无不瘥者，半料合服得。

劳疟积久，众治不瘥者。

生长大牛膝一大虎口，以水六升，煮取二升，空腹一服，欲发一服。

禳[②]一切疟。

是日抱雄鸡，一时令作大声，无不瘥。

又方，未发，头向南卧，五心及额舌七处，闭气书“鬼”字。

咒法。

发日执一石于水滨，一气咒云：眢眢[3]圆圆，行路非难，捉取疟鬼，送与河官。急急如律令。投于水，不得回顾。

治一切疟，乌梅丸方：

甘草二两，乌梅肉（熬）、人参、桂心、肉苁蓉、知母、牡丹各二两，常山、升麻、桃仁（去皮尖，熬）、乌豆皮（熬膜取皮）各三两，桃仁研，欲丸入之。捣筛，蜜丸，苏屠臼捣一万杵。发日，五更酒下三十丸，平旦四十丸，欲发四十丸，不发日空腹四十丸，晚三十丸，无不瘥。徐服后十余日，吃肥肉发之也。

凡见疟。

白驴蹄二分（熬），大黄四分，绿豆三分（末），砒霜二分，光明砂半分，雄黄一分。捣，蜜丸如梧子。发日平旦冷水服二丸。七日内忌油。

校注

①绾（wǎn）：本意指盘绕、系结的意思。

②禳（ráng）：祭名，指祈祷消除灾殃、去邪除恶之祭。

③眢眢（yuān yuān）：眼枯陷失明。

治卒发癫狂病方第十七

治卒癫疾方：

灸阴茎上宛宛中三壮，得小便通，则愈。

又方，灸阴茎上三壮，囊下缝二七壮。

又方，灸两乳头三壮，又灸足大指本藂毛中七壮，灸足小指本节七壮。

又方，取葶苈一升，捣三千杵，取白犬倒悬之，以杖犬，令血出，承取以和葶苈末，服如麻子大一丸，三服取瘥。

又方，莨菪子三升。酒五升，渍之，出，曝干，渍尽酒止，捣服一钱匕，日三。勿多，益狂。

又，《小品》癫狂莨菪散。

莨菪子三升，末之，酒一升，渍多日，出，捣之，以向汁和绞去滓，汤上煎，令可丸，服如小豆三丸，日三。口面当觉急，头中有虫行者，额及手足应有赤色处，如此必是瘥候。若未见，服取尽矣。

又方，末房葵，温酒服一刀圭至二三，身润又小不仁为候。

又方，自缢死者绳，烧三指撮，服之。

凡癫疾，发则仆地，吐涎沫，无知，强掠起如狂，反遗粪者，难治。

治卒发狂方：

烧虾蟆，捣末，服方寸匕，日三服之，酒服。

又方，卧其人着地，以冷水淋其面，为终日淋之。

治卒狂言鬼语方：

针其足大拇指爪甲下入少许，即止。

又方，以甑带急合缚两手，火灸左右胁，握肘头文俱起，七壮，须臾，鬼语自道姓名，乞去[①]，徐徐诘问[②]，乃解手耳。

凡狂发则欲走，或自高贵称神圣，皆应备诸火灸，乃得永瘥耳。

若或悲泣呻吟者，此为邪魅，非狂，自依邪方治之。

《近效方》已生蚕纸作灰，酒水任下，瘥。疗风癫也。

校注

①乞去：乞求、离开。

②诘（jí）问：质问、责问，要求对方进行明确的回答。通常用于表示对某种情况或行为的不满，要求对方就其中的问题作出解释，以便引起对方的反思和改正。

治卒得惊邪恍惚方第十八

治人心下虚悸方：

麻黄、半夏等分。捣，蜜丸，服如大豆三丸，日三，稍增之。半夏，汤洗去滑，干。

若惊忧怖迫逐[1]，或惊恐失财，或激愤惆怅，致志气错越，心行违僻不得安定者。

龙骨、远志、茯神、防风、牡蛎各二两，甘草七两，大枣七枚。以水八升，煮取二升，分再服，日日作之，取瘥。

又方，茯苓、干地黄各四两，人参、桂各三两，甘草二两，麦门冬一升（去心），半夏六两（洗滑），生姜一斤。以水一斗，又杀乌鸡，取血及肝心，煮三升，分四服，日三夜一。其间少食无爽，作三剂，瘥。

又方，白雄鸡一头（治如食），真珠四两（切），薤白四两。以水三升，煮取二升，宿勿食，旦悉食鸡等及饮汁尽。

又有镇心、定志诸丸，在大方中。

治卒中邪鬼，恍惚振噤，方：

灸鼻下人中及两手足大指爪甲本，令艾丸在穴上各七壮。不止，至十四壮，愈。此事本在杂治中。

治女人与邪物交通，独言独笑，悲思恍惚者。

末雄黄一两，以松脂二两溶和，虎爪搅，令如弹丸，夜纳火笼中烧之，令女人侵坐其上，被急自蒙，唯出头耳。一尔未瘥，不过三剂，过自断也。

又方，雄黄一两，人参一两，防风一两，五味子一升。捣筛。清旦以井水服方寸匕，三服瘥。

师往以针五枚纳头发中，狂病者则以器贮水，三尺新布覆之，横大刀于上，悉乃矜庄[2]，呼见其人，其人必欲起走，慎勿听，因取一喷之一呵视，三通，乃熟拭去水，指弹额上近发际，问欲愈乎，其人必不肯答，如此二七弹乃答。欲因杖针刺鼻下人中近孔内侧，空停针，两耳根前宛宛动中停针，又刺鼻直上入发际一寸，横针又刺鼻直上入，乃具诘问，怜怜[3]醒悟则乃止矣。

若男女喜梦与鬼通致恍惚者。

锯截鹿角屑，酒服三指撮，日三。

校注

①迫逐：犹驱逐。指追逐，追赶。

②矜庄：严肃庄敬；犹矜持。

③怜怜：哀也。

治中风诸急方第十九

治卒中急风，闷乱欲死方：

灸两足大指下横文中，随年壮。又别有续命汤。

若毒急不得行者。

内筋急者，灸内踝；外筋急者，灸外踝上。二十壮。

若有肿痹虚者。

取白蔹二分，附子一分，捣，服半刀圭，每日可三服。

若眼上睛垂者。

灸目两眦[1]后，三壮。

若不识人者。

灸季胁、头各七壮。此胁小肋屈头也。

不能语者。

灸第二槌或第五槌上，五十壮（又别有不得语方，在后篇中矣）。

又方，豉、茱萸各一升，水五升，煮取二升，稍稍服。

若眼反口噤，腹中切痛者。

灸阴囊下第一横理，十四壮。又别有服膏之方：

若狂走，欲斫[2]刺人，或欲自杀，骂詈[3]不息，称鬼语者。

灸两口吻头赤肉际，各一壮。又灸两肘屈中，五壮。又灸背胛中间，三壮。三日报灸三。仓公秘法。又应灸阴囊下缝，三十壮。又别有狂邪方。

若发狂者。

取车毂中脂如鸡子，热温淳苦酒，以投脂，甚搅令消，服之令尽。

若心烦恍惚，腹中痛满，或时绝而复苏者。

取釜下土五升，捣筛，以冷水八升和之，取汁尽服之。口已噤者，强开，以竹筒灌之，使得下，入便愈，甚妙。

若身体角弓反张，四肢不随，烦乱欲死者。

清酒五升，鸡白屎一升，捣筛，合和，扬之千遍，乃饮之，大人服一升，日三，少五合，瘥。

若头身无不痛，颠倒烦满欲死者。

取头垢如大豆大，服之。并囊贮大豆，蒸熟，逐痛处熨之，作两囊，更番为佳。若无豆，亦可蒸鼠壤土，熨。

若但腹中切痛者。

取盐半斤，熬令尽，着口中。饮热汤二升，得便吐，愈。

又方，附子六分，生姜三两（切）。以水二升，煮取一升，分为再服。

若手足不随方：

取青布烧作烟，就小口器中熏痛处。

又方，豉三升，水九升，煮取三升，分三服。又，取豉一升，微熬，囊贮，渍三升酒中，三宿，温服，微令醉为佳。

若身中有掣痛，不仁不随处者。

取干艾叶一斛许，丸之，纳瓦甑下，塞余孔，唯留一目。以痛处着甑目下，烧艾以熏之，一时间愈矣。

又方，取朽木削之，以水煮令浓，热灼灼尔，以渍痛处，效。

若口噤不开者。

取大豆五升，熬令黄黑，以酒五升，渍取汁。以物强发口而灌之，毕，取汗。

又方，独活四两，桂二两。以酒水二升，煮取一升半，分为三服，开口与之，温卧，火炙，令取汗。

若身直不得屈伸反覆者。

取槐皮（黄白者）切之，以酒共水六升，煮取二升，去滓，适寒温，稍稍服之。

又方，刮枳树皮，取一升，以酒一升，渍一宿，服五合至一升，酒尽更作，瘥。

若口㖞僻者。

衔奏灸口吻口横文间，觉火热便去艾，即愈。勿尽艾，尽艾则太过。若口左僻，灸右吻；右僻，灸左吻。又，灸手中指节上一丸，㖞右灸左也。又有灸口㖞法，在此后也。

又方，取空青末，着口中，入咽即愈。姚同。

又方，取蜘蛛子摩其偏急颊车上，候视正则止。亦可向火摩之。

又方，牡蛎、矾石、附子、灶中黄土分等。捣末，以三岁雄鸡冠血和傅，急上，持水着边，视欲还正，便急洗去药。不着更涂上，便愈。

又方，鳖甲、乌头涂之，欲正，即揭去之。

若四肢逆冷，吐清汁，宛转啼呼者。

取桂一两，㕮咀，以水三升，煮取二升，去滓，适寒温，尽服。

若关节疼痛。

蒲黄八两，附子一两（炮），合末之，服一钱匕，日三，稍增至方寸匕。

若骨节疼烦，不得屈伸，近之则痛，短气得汗出，或欲肿者。

附子二两，桂四两，术三两，甘草二两。水六升，煮取三升，分三服，汗出愈也。

若中暴风，白汗出如水者。

石膏、甘草各等分。捣，酒服方寸匕。日移一丈，辄一服也。

若中缓风，四肢不收者。

豉三升，水九升，煮取三升，分为三服，日二作之。亦可酒渍煮饮之。

若卒中风瘫，身体不自收，不能语，迷昧不知人者。

陈元狸骨膏至要，在备急药方中。

校注

①眦（zì）：是指上下眼睑的接合处，靠近鼻子的叫内眦，靠近两鬓的叫外眦。通称眼角。

②斫（zhuó）：本意是大锄，引申为用刀、斧等。

③詈（lì）：骂，责骂。

治卒风喑不得语方第二十

治卒不得语方：

以苦酒煮芥子，敷颈一周，以衣苞，一日一夕乃解，即瘥。

又方，煮大豆，煎其汁令如饴，含之。亦但浓煮，饮之。

又方，煮豉汁，稍服之一日，可美酒半升中搅，分为三服。

又方，用新好桂，削去皮，捣筛，三指撮，着舌下，咽之。

又方，锉谷[1]枝叶，酒煮热灰中，沫出，随多少饮之。

治卒失声，声噎不出方：

橘皮五两，水三升，煮取一升，去滓，顿服，倾合服之。

又方，浓煮苦竹叶，服之，瘥。

又方，捣蘘荷根，酒和，绞饮其汁。此本在杂治中。

又方，通草、干姜、附子、茯神各一两，防风、桂、石膏各二两，麻黄一两半，白术半两，杏仁三十枚。十物，捣筛，为末，蜜丸如大豆大。一服七丸，渐增加之。凡此皆中风。又，有竹沥诸汤甚多，此用药虽少，而是将治所患，一剂不瘥，更应服之。

又方，针大椎旁一寸五分，又刺其下，停针之。

又方，矾石、桂，末，绵裹如枣，纳舌下，有唾出之。

又方，烧马勒衔铁令赤，纳一升苦酒中，破一鸡子，合和，饮之。

若卒中冷，声嘶哑者。

甘草一两，桂二两，五味子二两，杏仁三十枚，生姜八两（切）。以水七升，煮取二升，为二服，服之。

校注

①谷（gǔ）：落叶乔木，叶子和茎上有硬毛，花淡绿色，雌雄异株。新生枝密披灰色粗毛，具乳汁。叶阔卵形至长圆状卵形，叶端渐尖，全缘或缺裂。初夏开淡绿色小花。果实圆球形，成熟时鲜红色，树皮是制造桑皮纸和宣纸的原料。亦称“构”“楮”。

治风毒脚弱痹满上气方第二十一

脚气之病，先起岭南，稍来江东，得之无渐，或微觉疼痹，或两胫小满，或行起忽弱，或小腹不仁，或时冷时热，皆其候也，不即治，转上入腹，便发气，则杀人。治之多用汤、酒、摩膏，种数既多，不但一剂，今只取单效用，兼灸法。

取好豉一升，三蒸三曝干，以好酒三斗渍之，三宿可饮，随人多少。欲预防，不必待时，便与酒煮豉服之，脚弱其得小愈，及更营诸方服之，并及灸之。

次服独活酒方：

独活五两，附子五两（生用，切）。以酒一斗，渍经三宿，服从一合始，以微痹为度。

又方，白矾石二斤，亦可用钟乳（末），附子三两，豉三升。酒三斗，渍四五日，稍饮之。若此有气，加苏子二升也。

又方，好硫黄三两（末之），牛乳五升。先煮乳水五升，仍纳硫黄，煎取三升。一服三合亦可。直以乳煎硫黄，不用水也。卒无牛乳，羊乳亦得。

又方法，先煎牛乳三升，令减半，以五合，辄服硫黄末一两，服毕，厚盖取汗，勿令得风，中间更一服，暮又一服。若已得汗，不复更取，但好将息，将护之。若未瘥，愈后数日中亦可更作。若长将，亦可煎为丸，北人服此治脚多效，但须极好硫黄耳，可预备之。

若胫已满，捏之没指者。

但勒饮乌牸牛溺二三升，使小便利，息渐渐消。当以铜器，尿取新者为佳。无乌牛，纯黄者，亦可用之。

又方，取牵牛子，捣，蜜丸，如小豆大，五丸。取令小便利。亦可正尔吞之，其子黑色，正似梂[1]子核形，市人亦卖之。

又方，三白根，捣碎，酒饮之。

又方，酒若水煮大豆，饮其汁。又，食小豆亦佳。又，生研胡麻，酒和服之，瘥。

又方，大豆三升，水一斗，煮取九升，纳清酒九升，又煎取九升，稍稍饮之，小便利，则肿歇也。

其有风引、白鸡、竹沥、独活诸汤，及八风、石斛、狗脊诸散，并别在大方中。金牙酒最为治之要，今载其方：

蜀椒、茵芋、金牙、细辛、茵草、干地黄、防风、附子、地肤、蒴藋、升麻各四两，人参三两，羌活一斤，牛膝五两。十四物，切，以酒四斗，渍七日，饮二三合，稍加之。亦治口不能言、脚屈，至良。

又，有侧子酒，亦效。

若田舍贫家，此药可酿。菝葜及松节、松叶皆善。

菝葜（净洗，锉之）一斛，以水三斛，煮取九斗，以渍曲，及煮去滓。取一斛，渍饭，酿之如酒法，熟即取饮，多少任意。可顿作三五斛。若用松节叶，亦依准此法，其汁不厌浓也。患脚屈，积年不能行，腰脊挛痹，及腹内紧结者，服之不过三五剂，皆平复。如无酿，水边商陆亦佳。

其灸法，孔穴亦甚多，恐人不能悉皆知处，今止疏要者，必先从上始，若直灸脚，气上不泄则危矣。

先灸大椎。在项上大节高起者，灸其上面一穴耳。若气，可先灸百会五十壮，穴在头顶凹中也。

肩井各一百壮。在两肩小近头凹处，指捏之，安令正得中穴耳。

次灸膻中五十壮。在胸前两边对乳胸厌骨解间，指按觉气翕翕尔是也。一云：正胸中一穴也。

次灸巨阙。在心厌尖尖四下一寸，以尺度之。凡灸以上部五穴，亦足治其气。若能灸百会、风府、胃管及五脏腧，则益佳，视病之宽急耳。诸穴出《灸经》，不可具载之。

次乃灸风市百壮。在两髀外，可平倚垂手直掩髀上，当中指头大筋上，捻之自觉好也。

次灸三里二百壮。以病人手横掩下，并四指，名曰一夫指，至膝头骨下，指中节是其穴，附胫骨外边，捻之凹凹然也。

次灸上廉，一百壮。又灸三里下一夫。

次灸下廉，一百壮。又在上廉下一夫。

次灸绝骨，二百壮。在外踝上三寸余，指端取踝骨上际，屈指头四寸便是，与下廉颇相对，分间二穴也。此下一十八穴，并是要穴，余伏兔、犊鼻穴，凡灸此壮数，不必顿毕，三日中报灸合尽。

又方，孔公孽二斤，石斛五两。酒二斗，浸，服之。

校注

①楝：栎的果实。

治服散卒发动困笃方第二十二

凡服五石护命、更生及钟乳寒食之散，失将和节度，皆致发动其病，无所不为。若发起仓卒，不以渐而至者，皆是散势也，宜及时救解之。

若四肢身外有诸一切痛违常者。

皆即冷水洗数百遍，热有所冲，水渍布巾，随以搶[①]之。又，水渍冷石以熨之，行饮暖酒，逍遥起行。

若心腹内有诸一切疾痛违常，烦闷惛恍者，急解之。

取冷热，取温酒饮一二升，渐渐稍进，觉小宽，更进冷食。其心痛者，最急，若肉冷，口已噤，但折齿下热酒，瘥。

若腹内有结坚热癖使众疾者，急下之。

栀子十四枚，豉五合。水二升，煮取一升。顿服之。热甚，已发疮者，加黄芩二两。

癖食犹不消，恶食畏冷者，更下。

好大黄（末）半升，芒硝半升，甘草二两，半夏、黄芩、芫花各一分。捣为散，藏密器中。欲服，以水八升，先煮大枣二十枚，使烂，取四升，去枣，乃纳药五方寸匕，搅和，着火上，三上三下，毕，分三服。旦一服便利者，亦可停。若不快，更一服。下后即作酒粥，食二升，次作水飧进之。不可不即食，胃中空虚，得热入，便杀人矣。

得下后应长将备急。

大黄、葶苈、豉各一合，杏仁、巴豆三十枚。捣，蜜丸如胡豆大，旦服二枚。利者减之，痞者加之。

解散汤方、丸、散、酒甚多，大要在于将冷，及数自下，惟取通利，四体欲常劳动，又不可失食致饥，及馊饭臭鱼肉，兼不可热饮食、厚衣、向火、冒暑远行，亦不宜过风冷。大都每使于体粗堪任为好。若已病发，不得不强自浇耳。所将药，每以解毒而冷者为宜。服散觉病去，停住，后二十日三十日便自服。常若留结不消，犹致烦热，皆是失度，则宜依法防治。此法乃多为贵乐人用，而贱苦者服之，更少发动，当以得寒劳故也。恐脱在危急，故略载此数条，以备忽卒。余具大方中。

校注

①搨：同“拓”。扑贴，厚敷。

治卒上气咳嗽方第二十三

治卒上气，鸣息便欲绝。方：

捣韭绞汁，饮一升许，立愈。

又方，细切桑根白皮三升，生姜三两，吴茱萸半升。水七升，酒五升，煮三沸，去滓，尽服之，一升入口则气下。千金不传方。

又方，茱萸二升，生姜三两。以水七升，煮取二升，分为三服。

又方，麻黄四两，桂、甘草各二两，杏仁五十枚（熬之）。捣为散，温汤服方寸匕，日三。

又方，末人参，服方寸匕，日五六。

气嗽不问多少时者，服之便瘥。方：

陈橘皮、桂心、杏仁（去尖皮，熬）。三物，等分，捣，蜜丸。每服饭后须茶汤下二十丸。忌生葱。史侍郎传。

治卒厥逆[1]上气，又两心胁下痛满，淹淹欲绝[2]。方：

温汤令灼灼尔，以渍两足及两手，数易之也。

此谓奔豚病[3]，从卒惊怖忧迫得之，气下纵纵冲心胸，脐间筑筑，发动有时，不治杀人。诸方用药皆多，又必须杀豚，唯有一汤但可办耳。

甘草二两，人参二两，桂心二两，茱萸一升，生姜一斤，半夏一升。以水一斗，煮取三升，分三服。此药宜预蓄，得病便急合之。

又方，麻黄二两，杏仁一两（熬令黄）。捣散，酒服方寸匕，数服之，瘥。

治卒乏气，气不复报肩息。方：

干姜三两，㕮咀[4]，以酒一升，渍之。每服三合，日三服。

又方，度手拇指，折度心下，灸三壮，瘥。

又方，麻黄三两（先煎，去沫），甘草二两。以水三升，煮取一升半，分三服。瘥后，欲令不发者，取此二物，并熬杏仁五十枚，蜜丸服，如桐子大四五丸，日三服，瘥。

又方，麻黄二两，桂、甘草各一两，杏仁四十枚。以水六升，煮取二升，分三服。此三方，并各小投杯汤，有气疹者，亦可以药捣作散，长将服之。多冷者，加干姜三两；多痰者，加半夏三两。

治大走马及奔趁喘乏，便饮冷水，因得上气发热。方：

用竹叶三斤，橘皮三两。以水一斗，煮取三升，去滓，分为三服，三日一剂，良。

治大热行极，及食热饼，竟饮冷水过多，冲咽不即消，仍以发气，呼吸喘息。方：

大黄、干姜、巴豆等分，末，服半钱匕，若得吐下，即愈。

若犹觉停滞在心胸，膈中不利者。

菰蒂二分，杜蘅三分，人参一分。捣筛，以汤服一钱匕，日二三服，效。

治肺痿咳嗽，吐涎沫，心中温温，烟燥而不渴者。

生姜五两，人参二两，甘草二两，大枣十二枚。水三升，煮取一升半，分为再服。

又方，甘草二两，以水三升，煮取一升半，分再服。

又方，生天门冬（捣取汁）一斗，酒一斗，饴一升，紫菀四合。铜器于汤上煎可丸，服如杏子大一丸，日可三服。

又方，甘草二两，干姜三两，枣十二枚。水三升，煮取一升半，分为再服。

卒得寒冷上气。方：

干苏叶三两，陈橘皮四两，酒四升，煮取一升半，分为再服。

治卒得咳嗽。方：

用釜月下土一分，豉七分。捣，为丸梧子大，服十四丸。

又方，乌鸡一头（治如食法），以好酒渍之半日，出鸡，服酒。一云：苦酒一斗，煮白鸡，取三升，分三服，食鸡肉。莫与盐食则良。

又方，从大椎下第五节下、六节上空间，灸一处，随年。并治上气。

又方，灸两乳下黑白肉际，各百壮，即愈。亦治上气。灸胸前对乳一处，须随年壮也。

又方，桃仁三升，去皮，捣，着器中，蜜封头，蒸之一炊，倾出曝干，绢袋贮，以纳二斗酒中六七日，可饮四五合，稍增至一升，吃之。

又方，饴糖六两，干姜六两（末之），豉二两。先以水一升，煮豉，三沸，去滓，纳饴糖，消，纳干姜。分为三服。

又方，以饴糖杂生姜屑，蒸三斗米下。食如弹子丸，日夜十度服。

又方，猪肾二枚（细切），干姜三两（末）。水七升，煮二升，稍稍服，覆取汗。

又方，炙乌心，食之，佳。

又方，生姜汁、百部汁，和同，合煎，服二合。

又方，百部根四两，以酒一斗，渍再宿，火暖，服一升，日再服。

又方，椒二百粒（捣，末之），杏仁二百枚（熬之），枣百枚（去核）。合捣，令极熟，稍稍合如枣许大，则服之。

又方，生姜三两（捣取汁），干姜屑三两，杏仁一升（去皮，熬）。合捣为丸。服三丸，日五六服。

又方，芫花一升，水三升，煮取一升，去滓，以枣十四枚，煎令汁尽。一日一食之，三日讫。

又方，熬捣葶苈一两，干枣三枚。水三升，先煮枣，取一升，去枣，纳葶苈，煎取五合。大人分三服，小儿则分为四服。

又，华佗五嗽丸。炙皂荚、干姜、桂等分。捣，蜜丸如桐子，服三丸，日三。

又方，锉取松屑一分，桂二分，皂荚二两（炙，去皮子）。捣，蜜丸如桐子大，服十五丸，小儿五丸，日一二服。

又方，屋上白蚬壳，捣末，酒服方寸匕。

又方，末浮散石服，亦蜜丸。

又方，猪胰一具，薄切，以苦酒煮，食令尽，不过二服。

又方，芫花二两，水二升，煮四沸，去滓，纳白糖一斤，服如枣大。勿食咸酸。亦治久咳嗽者。

治久咳嗽上气十年二十年，诸药治不瘥。方：

猪胰三具，枣百枚，酒三升，渍数日，服三二合，加至四五合，服之不久，瘥。

又方，生龟一只，着坎中就溺之，令没，龟死，渍之三日出，烧末，以醇酒一升，和屑如干饭。顿服之，须臾大吐，嗽囊出，则瘥。小儿可服半升。

又方，生龟三（治如食法），去肠，以水五升，煮取三升，以渍曲酿、秫米四升，如常法，熟，饮二升，令尽，此则永断。

又方，蝙蝠除头，烧令焦，末，饮服之。

校注

①厥逆：包括突然昏倒、不省人事，伴四肢逆冷（手冷可过肘，足冷可过膝）而能复苏为主要表现的疾病；以及因气机失常，气逆上冲所致的其他疾病。

②淹淹欲绝：气息微弱，濒于死亡。昏昏沉沉；萎靡不振。

③奔豚病：患者会感觉有一股气自腹部上冲到胸部、咽喉部等部位，伴有心慌、胸闷、烦躁不安、恐惧、腹部疼痛不适等症状，部分患者还会出现意识障碍、肢体抽搐等不良表现。

④㕮咀（fǔ jǔ）：用口将药物咬碎，以便煎服，后用其他工具切片、捣碎或锉末。

治卒身面肿满方第二十四

治卒肿满，身面皆洪大方：

大鲤一头，醇酒三升，煮之令酒干尽，乃食之。勿用醋及盐、豉他物杂也，不过三两服，瘥。

又方，灸足内踝下白肉，三壮，瘥。

又方，大豆一斗，熟煮，漉，饮汁及食豆，不过数度，必愈。小豆尤佳。

又方，取鸡子黄白相和，涂肿处，干复涂之。

又方，杏叶锉，煮令浓，及热渍之。亦可服之。

又方，车下李核中仁十枚（研令熟），粳米三合（研）。以水四升，煮作粥，令得二升，服之，三作加核也。

又方，大豆一升，以水五升，煮二升，去豆，纳酒八升，更煮九升，分三四服。肿瘥后，渴，慎不可多饮。

又方，黄牛溺，顿服三升，即觉减。未消，更服之。

又方，商陆根一斤，刮去皮，薄切之，煮令烂，去滓，纳羊肉一斤，下葱、豉、盐如食法，随意食之。肿瘥后，亦宜作此。亦可常捣商陆，与米中半蒸，作饼子，食之。

又方，猪肾一枚，分为七脔，甘遂一分，以粉之。火炙令熟，一日一食，至四五，当觉腹胁鸣，小便利。不尔，更进。尽热剥去皮食之，须尽为佳，不尔，再之。勿食盐。

又方，切商陆一升，以酒三升，渍三宿，服五合至一升，日三服之。凡此满或是虚气，或是风冷气，或是水饮气，此方皆治之。

治肿入腹，苦满急，害饮食。方：

大戟、乌翅末各二两。捣筛，蜜和丸，丸如桐子大。旦服二丸，当下渐退，更取令消，乃止之。

又方，葶苈子七两，椒目三两，茯苓三两，吴茱萸二两。捣，蜜和丸，如桐子大。服十丸，日三服。

又方，鲤鱼一头（重五斤者，以水二斗，煮取斗半，去鱼），泽漆五两，茯苓三两，桑根白皮（切）三升，泽泻五两。又煮取四升，分四服，服之小便当利，渐消也。

又方，皂荚（剥，炙令黄，锉）三升，酒一斗渍，石器煮令沸，服一升，日三服，尽更作。

若肿偏有所起处者。

以水和灰，以涂之，燥复更涂。

又方，赤豆、麻子合捣，以敷肿上。

又方，水煮巴豆，以布沾以拭之。姚云：巴豆三十枚（合皮），㕮咀，水五升，煮取三升。日五拭肿上，随手即减。勿近目及阴。疗身体暴肿如吹者。

若但是肿者。

锉葱，煮令烂，以渍之。日三四度。

又方，菟丝子一升，酒五升，渍二三宿，服一升，日三服，瘥。

若肿从脚起，稍上进者，入腹则杀人，治之方：

小豆一斛，煮令极烂，得四五斗汁。温以渍膝已下，日二为之，数日消尽。若已入腹者，不复渍，但煮小豆食之。莫杂吃饭及鱼、盐。又，专饮小豆汁。无小豆，大豆亦可用。如此之病，十死一生，急救之。

又方，削楠或桐木，煮取汁，以渍之，并饮少许，加小豆，妙。

又方，生猪肝一具，细切，顿食之。勿与盐乃可。用苦酒，妙。

又方，煮豉汁饮，以滓敷脚。

肘后备急方　卷四

治卒大腹水病方第二十五

水病之初，先目上肿起，如老蚕[①]色，侠[②]头脉动。股里冷，胫中满，按之没指。腹内转侧有节声，此其候也，不即治，须臾身体稍肿，肚尽胀，按之随手起，则病已成，犹可为治。此皆从虚损大病或下痢后、妇人产后，饮水不即消，三焦受病，小便不利，乃相结渐渐生聚，遂流诸经络故也。治之方：

葶苈一升，熬，捣之于臼上，割生雄鹍鸡[③]，合血共头，共捣万杵，服如梧子，五丸稍加至十丸，勿食盐，常食小豆饭，饮小豆汁，鲤鱼佳也。

又方，防风、甘草、葶苈各二两。捣，苦酒和丸，如梧子大，三丸，日三服，常服之。取消平乃止。

又方，雄黄六分，麝香三分，甘遂、芫花、人参各二分。捣，蜜和丸，服如豆大，二丸加至四丸，即瘥。

又方，但以春酒五升，渍葶苈子二升，隔宿稍服一合，小便当利。

又方，葶苈一两，杏仁二十枚（并熬黄色）。捣，分十服，小便去，立瘥。

又方，《胡洽》水银丸，大治水肿，利小便。姚同。葶苈、椒目各一升，芒硝六两，水银十两，水煮水银三日三夜，乃以合捣六万杵。自相和丸，服如大豆丸，日三服，日增一丸，至十丸，更从一起。瘥后，食牛羊肉自补，稍稍饮之。

又方，多取柯枝皮，锉，浓煮，煎令可丸，服如梧子大，三丸。须臾，又一丸，当下水，后将服三丸，日三服。此树一名木奴，南人用作船。

又方，真苏合香、水银、白粉等分，蜜丸服，如大豆二丸，日三，当下水，节饮好自养。无苏合，可阙之也。

又方，取草麻绳熟者二十枚，去皮，研之，水解得三合，日一服，至日中许，当吐下，诸水汁结裹。若不尽，三日后更服三十枚，犹未尽，更复作。瘥后，节饮及咸物等。

又方，小豆一升，白鸡一头（治如食法）。以水三斗，煮熟食滓，饮汁，稍稍令尽。

又方，取青雄鸭，以水五升，煮取饮汁一升，稍稍饮令尽，厚覆之取汗，佳。

又方，取胡燕卵中黄，顿吞十枚。

又方，取蛤蝼炙令熟，日食十个。

又方，若唯腹大动摇水声，皮肤黑，名曰水虫。巴豆九十枚（去皮心），杏仁六十枚（去皮尖），并熬令黄。捣，和之。服如小豆大一枚，以水下为度。勿饮酒，佳。

又方，鬼扇，细捣绞汁，服如鸡子，即下水，更复取水蛊，若汤，研麻子汁饮之。

又方，慈弥草三十斤，水三石，煮取一石，去滓，更汤上煎，令可丸，服如皂荚子三丸至五六丸，水随小便去。即饮，糜粥养之。

又方，白茅根一大把，小豆三升，水三升，煮取干，去茅根，食豆，水随小便下。

又方，鼠尾草、马鞭草各十斤，水一石，煮取五斗，去滓更煎，以粉和为丸，服如大豆大，二丸加至四五丸。禁肥肉，生冷勿食。

肿满者。

白椹树白皮一握，水二升，煮取五合；白槟榔大者二枚，末之。纳更煎三五沸，汤成，下少许红雪，服之。

又，将服牛溺、商陆、羊肉臛④及香柔煎等。在肿满条中，其十水丸，诸大方在别卷。若止皮肤水，腹内未有者，服诸发汗药，得汗便瘥，然慎护风寒为急。若唯腹大，下之不去，便针脐下二寸入数分，令水出孔合，须腹减乃止。

校注

①老蚕：指自我束缚。

②侠：同“夹”。

③鹍（kūn）鸡：古时一种体形较大的鸟。

④臛（huò）：肉羹。

治卒心腹症坚方第二十六

治卒暴症，腹中有物如石，痛如刺，昼夜啼呼[1]。不治之，百日死。方：

牛膝二斤，以酒一斗，渍，以蜜封于热灰火中，温令味出，服五合至一升，量力服之。

又方，用蒴藋根亦如此，尤良。

姚云，牛膝酒，神验也。

又方，多取商陆根，捣，蒸之。以新布藉腹上，药披着布上，勿腹上，冷复之，昼夜勿息。

又方，五月五日葫十斤（去皮），桂一尺二寸，灶中黄土如鸭子一枚。合捣，以苦酒和涂，以布擒病，不过三，瘥。

又方，取橉[2]木，烧为灰，淋取汁八升，以酿一斛米，酒成服之，从半合始，不知，稍稍增至一二升，不尽一剂皆愈。此灰入染绛，用叶中酿酒也。（橉，直忍切）。

凡症坚之起，多以渐生，如有卒觉，便牢大，自难治也。腹中症有结积，便害饮食，转羸瘦，治之多用陷冰、玉壶、八毒诸大药，今止取小易得者。

取虎杖根，勿令影临水上者，可得石余，杵熟煮汁，可丸，以秫米五六升，炊饭内，日中涂药后可饭，取瘥。

又方，亦可取根一升，捣千杵，酒渍之。从少起，日三服。此酒治症，乃胜诸大药。

又方，蚕屎一石，桑柴烧灰。以水淋之五度，取生鳖长一尺者，纳中煮之。烂熟，去骨细擘，锉，更煎令可丸，丸如梧子大，一服七丸，日三。

又方，射罔二两，椒三百粒。捣末，鸡子白和为丸，如大麻子，服一丸，渐至如大豆大，一丸至三丸为度。

又方，大猪心一枚（破头去血），捣末雄黄、麝香当门子五枚，巴豆百枚（去心、皮、生用）。心缝[3]，以好酒于小铜器中煎之。令心没，欲歇随益，尽三升，当糜烂，煎令可丸，如麻子，服三丸，日三服。酒尽不糜者，出捣蜜丸之，良。又，大黄末半斤，朴硝三两，蜜一斤，合于汤上，煎。可丸如梧子，服十丸，日三服之。

治鳖症伏在心下，手揣见头足，时时转者。

白雌鸡一双，绝食一宿，明旦膏煎饭饲之。取其屎，无问多少，于铜器中以溺和之。火上熬，可捣末，服方寸匕，日四五服，须消尽乃止。常饲鸡取屎，瘥毕，杀鸡单食之。姚同。

治心下有物，大如杯，不得食者。

葶苈二两（熬之），大黄二两，泽漆四两。捣筛，蜜丸，和捣千杵，服如梧子大，二丸，日三服，稍加。其有陷冰、赭[4]鬼诸丸方，别在大方中。

治两胁下有气结者。

狼毒二两，旋覆花一两，附子二两（炮之）。捣筛，蜜和丸，服如梧子大，二丸，稍加至三丸，服之。

熨症法：

铜器受二升许，贮鱼膏令深二三寸，作大火炷六七枚，燃之令膏暖，重纸覆症上，以器熨之，昼夜勿息，膏尽更益也。

又方，茱萸三升，碎之，以酒和煮，令熟布帛物裹以熨症上，冷更均番用之，症当移去，复逐熨，须臾消止。亦可用好□□□□[5]茱萸（末），以鸡子白和射罔服之。

又方，灶中黄土一升，先捣葫熟，纳上复捣，以苦酒浇令浥浥，先以涂布一面，仍搶病上，以涂布上，干复易之，取令消止，瘥。

治妇人脐下结物，大如杯升，月经不通，发作往来，下痢羸瘦。此为气瘕[6]，按之若牢强肉症者，不可治。未者可治。

末干漆一斤，生地黄三十斤。捣，绞取汁，火煎干漆，令可丸，食后服，如梧子大，三丸，日三服，即瘥。

校注

①啼呼：哭叫，叫唤。

②橉：古书上说的一种树，亦称"樿"或"橉筋木"，树高大，木质坚硬，可染绛色，叶子可酿酒。

③心缝：此处语义未足。似当有将雄黄、麝香、巴豆装入猪心的表述。

④赭（zhě）：红褐色。赭石（矿物，土状赤铁矿，可做颜料）。

⑤□□□□：原书此处有十余字空档，《外台秘要》卷十二《療癥方》作"射罔五两"四字。

⑥气瘕（jiǎ）：腹中结块的病状。

治心腹寒冷食饮积聚结癖方第二十七

治腹中冷癖，水谷饮结，心下停痰，两胁痞满，按之鸣转，逆害饮食。

取大蟾蜍一枚（去皮及腹中物，支解之），芒硝（大人一升，中人七合，瘦弱人五合）。以水六升，煮取四升，一服一升。一服后，未得下，更一升，得下，则九日十日一作。

又方，茱萸八两，硝石一升，生姜一斤。以酒五升，合煮，取四升，先服一服一升。不痛者，止，勿再服之。下病后，好将养之。

又方，大黄八两，葶苈四两（并熬），芒硝四两（熬令汁尽）。熟捣，蜜和丸，丸如梧子大，食后服三丸，稍增五丸。

又方，狼毒三两，附子一两，旋覆花三两。捣，蜜丸，服如梧子大，食前三丸，日三服。

又方，巴豆三十枚（去心），杏仁二十枚（并熬）桔梗六分，藜芦四分，皂荚三分（并炙之）。捣，蜜和丸，如胡豆大，未食服一丸，日二。欲下病者，服二丸，长将息，百日都好，瘥。

又方，贝母二两，桔梗二两，矾石一两，巴豆一两（去心、皮、生用）。捣千杵，蜜和丸，如梧子，一服二丸，病后少少减服。

又方，茯苓一两，茱萸三两。捣，蜜丸，如梧子大，服五丸，日三服。

又，治暴宿食留饮不除，腹中为患。方：

大黄、茯苓、芒硝各三两，巴豆一分。捣，蜜丸，如梧子大，一服二丸，不痛止。

又方，椒目二两，巴豆一两（去皮心，熬）。捣，以枣膏，丸如麻子，服二丸，下，痛止。

又方，巴豆一枚（去心、皮、熬之），椒目十四枚，豉十六粒，合捣为丸，服二丸，当吐利，吐利不尽，更服二丸。服四神丸，下之，亦佳。

中候黑丸，治诸癖结痰饮第一良：

桔梗四分，桂四分，巴豆八分（去心、皮），杏仁五分（去皮），芫花十二分。并熬，令紫色。先捣三味药成末，又捣巴豆、杏仁如膏，合和，又捣二千杵。丸如胡豆大，服一丸取利，至二三丸，儿生十日欲痫，皆与一二丸，如粟粒大。诸腹内不便，体中觉患便服，得一两行利，则好也。

硫黄丸，至热，治人之大冷，夏月温饮食，不解衣者。

硫黄、矾石、干姜、茱萸、桂、乌头、附子、椒、人参、细辛、皂荚、当归，十二种分等，随人多少。捣，蜜丸，如梧子大，一服十丸至二十丸，日三服。若冷痢者，加赤石脂、龙骨，即便愈也。

露宿丸，治大寒冷积聚方：

矾石、干姜、桂、桔梗、附子（炮）、皂荚各三两。捣筛，蜜丸，如梧子大，酒下十丸，加至一十五丸。

治胸膈上痰饮诸方第二十八

治卒头痛如破，非中冷，又非中风方：

釜月下墨四分，附子三分，桂一分。捣筛，以冷水服方寸匕，当吐。一方，无桂。

又方，苦参、桂、半夏等分。捣下筛，苦酒和，以涂痛，则瘥。

又方，乌梅三十枚，盐三指撮。酒三升，煮取一升，去滓，顿服，当吐，愈。

此本在杂治中，其病是胸中膈上痰厥气上冲所致，名为厥头痛，吐之，即瘥。

但单煮米作浓饮二三升许，适冷暖，饮尽二三升，须臾适吐，适吐毕，又饮，如此数过。剧者，须臾吐胆乃止，不损人而即瘥。

治胸中多痰，头痛不欲食及饮酒，则瘀阻痰。方：

常山二两，甘草一两，松萝一两，瓜蒂三七枚。酒、水各一升半，煮取升半，初服七合，取吐。吐不尽，余更分二服，后可服半夏汤。

《胡洽》名粉隔汤。

矾石一两，水二升，煮取一升，纳蜜半合，顿服。须臾，未吐，饮少热汤。

又方，杜蘅三两，松萝三两，瓜蒂三十枚。酒一升二合，渍再宿，去滓，温服五合。一服不吐，晚更一服。

又方，瓜蒂一两，赤小豆四两。捣，末，温汤三合，和服，便安卧，欲摘之不吐，更服之。

又方，先作一升汤，投水一升，名为生熟汤，及食三合盐，以此汤送之。须臾欲吐，便摘出；未尽，更服二合。饮汤二升后，亦可更服汤，不复也。

又方，常山四两，甘草半两。水七升，煮取三升，纳半升蜜，服一升，不吐，更服。无蜜亦可。

方中能月服一种，则无痰水之患。又，有旋覆五饮，在诸大方中。

若胸中痞寒短气膈者。

甘草二两，茯苓三两，杏仁五十枚（碎之）。水一斗三升，煮取六升，分为五服。

又方，桂四两，术、甘草二两，附子（炮）。水六升，煮取三升，分为三服。

膈中有结积，觉骇骇不去者。

藜芦一两（炙，末之），巴豆半两（去皮心，熬之）。先捣巴豆如泥，入藜芦末，又捣万杵，蜜丸，如麻子大，服一丸至二三丸。

膈中之病，名曰膏肓，汤丸径过，针灸不及，所以作丸含之，令气势得相熏染。有五膈丸方：

麦门冬十分（去心），甘草十分（炙），椒、远志、附子（炮）、干姜、人参、桂、细辛各六分。捣筛，以上好蜜丸如弹丸。以一丸含，稍稍咽其汁，日三丸，服之。主短气，心胸满，心下坚，冷气也。

此疾有十许方，率皆相类，此丸最胜，用药虽多，不合五膈之名，谓忧膈、气膈、恚膈、寒膈，其病各有诊，别在大方中。又有七气方，大约与此大同小别耳。

治卒患胸痹痛方第二十九

胸痹之病，令人心中坚痞忽痛，肌中苦痹。绞急如刺，不得俯仰，其胸前皮皆痛，不得手犯，胸满短气，咳嗽引痛，烦闷自汗出，或彻引背膂，不即治之，数日害人。治之方：

用雄黄、巴豆，先捣雄黄，细筛，纳巴豆，务熟捣相入，丸如小豆大，服一丸，不效，稍益之。

又方，取枳实，捣，宜服方寸匕，日三夜一服。

又方，捣栝蒌大者一枚，切薤白半升。以白酒七升，煮取二升，分再服，亦可加半夏四两（汤洗去滑，则用之）。

又方，橘皮半斤，枳实四枚，生姜半斤。水四升，煮取二升，分再服。

又方，枳实、桂等分。捣末，橘皮汤下方寸匕，日三服。

仲景方神效。

又方，桂、乌喙、干姜各一分，人参、细辛、茱萸各二分，贝母二分。合捣，蜜和丸，如小豆大，一服三丸，日三服之。

若已瘥，复发者。

下韭根五斤，捣，绞取汁，饮之愈。

治卒胃反呕方第三十

葛氏治卒干呕不息。方：

破鸡子去白，吞中黄数枚，即愈也。

又方，捣葛根，绞取汁，服一升许。

又方，一云蔗汁，温令热，服一升，日三。一方生姜汁，服一升。

又方，灸两腕后两筋中一穴，名间使，各七壮。灸心主尺泽，亦佳。

又方，甘草、人参各二两，生姜四两。水六升，煮取二升，分为三服。

治卒呕哕又厥逆。方：

用生姜半斤（去皮切之），橘皮四两（擘之）。以水七升，煮三升，去滓。适寒温，服一升，日三服。

又方，蘡薁[①]藤，断之当汁出，器承取，饮一升。生葛藤尤佳。

治卒哕不止。方：

饮新汲井水数升，甚良。

又方，痛爪眉中夹，间气也。

又方，以物刺鼻中各一分来许，皂荚纳鼻中，令嚏，瘥。

又方，但闭气仰引之。

又方，好豉二升，煮取汁，服之也。

又方，香苏浓煮汁，顿服一二升，良。

又方，粢米三升，为粉，井花水服之，良。

又方，用枇杷叶一斤，拭去毛，炙，水一斗，煮取三升。服芦根亦佳。

治食后喜呕吐者。

烧鹿角灰二两，人参一两。捣末，方寸匕，日三服。姚同。

治人忽恶心不已。方：

薤白半斤，茱萸一两，豉半升，米一合，枣四枚，枳实二枚，盐如弹丸。水三升，煮取一升半，分为三服。

又方，但多嚼豆蔻子，及咬槟榔，亦佳。

治人胃反不受食，食毕辄吐出。方：

大黄四两，甘草二两。水二升，煮取一升半，分为再服之。

治人食毕噫醋及醋心。方：

人参一两，茱萸半斤，生姜六两，大枣十二枚。水六升，煮取二升，分为再服也。

哕不止。

半夏（洗，干），末之，服一匕，则立止。

又方，干姜六分，附子四分（炮）。捣，苦酒丸如梧子，服三丸，日三效。

校注

①蘡薁（yīng yù）：葡萄科植物蘡薁的茎叶。

治卒发黄疸诸黄病第三十一

治黄疸方：

芜菁子五升，捣筛，服方寸匕，日三，先后十日，愈之。

又方，烧乱发，服一钱匕，日三服。秘方，此治黄疸。

又方，捣生麦苗，水和，绞取汁，服三升，以小麦胜大麦，一服六七合，日三四，此酒疸也。

又方，取藜芦着灰中，炮之，令小变色，捣，下筛，末，服半钱匕，当小吐，不过数服，此秘方也。

又方，取小豆、秫米、鸡屎白各二分。捣筛，为末，分为三服，黄汁当出，此通治面目黄，即瘥。

疸病有五种，谓黄疸、谷疸、酒疸、女疸、劳疸也。黄汗者，身体四肢微肿，胸满不得汗，汗出如黄檗汗，由大汗出，卒入水所致。方：

猪脂一斤热，温令热，尽服之，日三，当下，下则稍愈。

又方，栀子十五枚，栝篓子三枚，苦参三分。捣末，以苦酒渍鸡子二枚令软，合黄白以和药，捣丸，如梧子大，每服十丸，日五六，除热，不吐，即下，自消也。

又方，黄雌鸡一只，治之，锉生地黄三斤，纳腹中，急缚仰置铜器中，蒸令极熟，绞取汁，再服之。

又方，生茅根一把，细切，以猪肉一斤，合作羹，尽啜[1]食之。

又方，柞树皮，烧末，服方寸匕，日三服。

又方，甘草一尺，栀子十五枚，黄檗十五分。水四升，煮取一升半，分为再服。此药亦治温病发黄。

又方，茵陈六两，水一斗二升，煮取六升，去滓，纳大黄二两，栀子十四枚，煮取三升，分为三服。

又方，麻黄一把，酒五升，煮取二升半，可尽服，汗出，瘥。

若变成疸者多死，急治之。方：

土瓜根，捣取汁，顿服一升，至三服。须病汗，当小便去，不尔，更服之。

谷疸者，食毕头旋，心怫郁[2]不安而发黄，由失饥大食，胃气冲熏所致。治之方：

茵陈四两，水一斗，煮取六升，去滓，纳大黄二两，栀子七枚，煮取二升，分三服，溺去黄汁，瘥。

又方，苦参三两，龙胆一合，末，牛胆丸如梧子，以生麦汁服五丸，日三服。

酒疸者，心懊痛，足胫满，小便黄，饮酒发赤斑黄黑，由大醉当风入水所致。治之方：

黄芪二两，木兰一两，末之，酒服方寸匕，日三服。

又方，大黄一两，枳实五枚，栀子七枚，豉六合。水六升，煮取二升，分为三服。

又方，芫花、椒目等分，烧末，服半钱，日一两遍。

女劳疸者，身目皆黄，发热恶寒，小腹满急，小便难，由大劳大热交接，交接后入水所致。治之方：

硝石、矾石等分，末，以大麦粥饮服方寸匕。日三，令小汗出，小便当去黄汁也。

又方，乱发如鸡子大，猪膏半斤，煎令消尽，分二服。

校注

①啜（chuò）：本指尝、喝。

②怫（fú）郁：忧郁，心情不舒畅。

治卒患腰胁痛诸方第三十二

葛氏，治卒腰痛诸方，不得俯仰方：

正立倚小竹，度其人足下至脐，断竹，及以度后当脊中，灸竹上头处，随年壮。毕，藏竹，勿令人得矣。

又方，鹿角长六寸，烧，捣末，酒服之。鹿茸尤佳。

又方，取鳖甲一枚，炙，捣筛，服方寸匕，食后，日三服。

又方，桂八分，牡丹四分，附子二分。捣末，酒服一刀圭，日再服。

治肾气虚衰，腰脊疼痛，或当风卧湿，为冷所中，不速治，流入腿膝，为偏枯冷痹，缓弱，宜速治之。方：

独活四分，附子一枚（大者，炮），杜仲、茯苓、桂心各八分，牛膝、秦艽、防风、芎䓖、芍药六分，细辛五分，干地黄十分（切）。水九升，煮取三升，空腹分三服，如行八九里进一服，忌如前，顿服三剂。

治诸腰痛，或肾虚冷，腰疼痛，阴萎方：

干漆（熬烟绝）、巴戟天（去心）、杜仲、牛膝各十二分，桂心、狗脊、独活各八分，五加皮、山茱萸、干薯蓣各十分，防风六分，附子四分。炼蜜丸，如梧子大，空腹酒下二十丸，日再。加减，以知为度也，大效。

胁痛如打方：

大豆半升，熬令焦，好酒一升，煮之令沸，熟饮取醉。

又方，芫花、菊花等分，踯躅花半斤。布囊贮，蒸令热，以熨痛处，冷复易之。

又方，去穷骨上一寸，灸七壮，其左右一寸，又灸七壮。

又，积年久痛，有时发动方。干地黄十分，甘草五分，干漆五分，水五分，桂一尺。捣筛，酒服一匕，日三服。

又方，六七月取地肤子，阴干，末，服方寸匕，日五六服。

治反腰有血痛方：

捣杜仲三升许，以苦酒和，涂痛上，干复涂，并灸足踵白肉际，三壮。

治臂腰痛。

生葛根，嚼之，咽其汁，多多益佳。

又方，生地黄，捣，绞取汁三升，煎取二升，纳蜜一升，和一升，日三服，不瘥，则更服之。

又方，灸腰眼中，七壮。

臂腰者，犹如反腰，忽转而惋之。

治腰中常冷，如带钱方：

甘草、干姜各二两，茯苓、术各四两。水五升，煮取三升，分为三服。《小品》云：温。

治胁卒痛如打方：

以绳横度两乳中间，屈绳从乳横度，以移[1]痛胁下，灸绳下屈处，三十壮，便愈。此本在杂治中。

《隐居效方》腰背痛方：

杜仲一斤，切，酒二斗，渍十日，服三合。

校注

①移（qū）：同“趋”，其本意是快走的意思。

治虚损羸瘦不堪劳动方第三十三

治人素有劳根，苦作便发，则身百节皮肤，无处不疼痛，或热筋急。方：

取白柘东南行根一尺，刮去上皮，取中间皮以烧屑，亦可细切捣之。以酒服三方寸匕，厚覆取汗，日三服。无酒，以浆服之。白柘，是柘之无刺者也。

治卒连时不得眠方：

暮以新布火炙以熨目，并蒸大豆，更番囊贮枕，枕冷复更易热，终夜常枕热豆，即立愈也。

此二条本在杂治中，并皆虚劳，患此疾，虽非乃飙[1]急，不即治，亦渐瘵[2]人。后方劳救，为力数倍，今故略载诸法。

凡男女因积劳虚损，或大病后不复常，若四体沉滞，骨肉疼酸，吸吸少气，行动喘惙[3]；或小腹拘急[4]，腰背强痛，心中虚悸，咽干唇燥，面体少色；或饮食无味，阴阳废弱，悲忧惨戚，多卧少起。久者积年，轻者才百日，渐至瘦削，五脏气竭，则难可复振。治之汤方：

甘草二两，桂三两，芍药四两，生姜五两（无者，亦可用干姜），大枣二七枚。以水九升，煮取三升，去滓。纳饴八两，分三服，间日复作一剂，后可将诸丸散耳。黄芪加二两，人参二两，为佳。若患痰满及溏泄，可除饴耳。姚同。

又方，乌雌鸡一头（治如食法），以生地黄一斤（切），饴糖二升，纳腹内，急缚，铜器贮，甑中蒸五升米久。须臾取出，食肉，饮汁，勿啖盐，三月三度作之。姚云神良，并止盗汗。

又方，甘草一两，白术四两，麦门冬四两，牡蛎二两，大枣二十枚，胶三两。水八升，煮取二升，再服。

又方，黄芪、枸杞根白皮、生姜三两，甘草、麦门冬、桂各二两，生米三合。水九升，煮取三升，分四服。

又方，羊肾一枚（切），术一升。以水一斗，煮取九升，服一升，日二三服，一日尽。冬月分二日服，日可再服。

又，有建中肾沥汤法诸丸方：

干地黄四两，茯苓、薯蓣[5]、桂、牡丹、山茱萸各二两，附子、泽泻一两。捣，蜜丸，如梧子，服七丸，日三，加至十丸。此是张仲景八味肾气丸方，疗虚劳不足，大伤饮水，腰痛，小腹急，小便不利。又云长服，即去附子，加五味子，治大风冷。

又方，苦参、黄连、菖蒲、车前子、忍冬、枸杞子各一升。捣，蜜丸如梧子大，服十丸，日三服。

有肾气大丸法诸散方：

术一斤，桂半斤，干地黄、泽泻、茯苓各四两。捣筛，饮服方寸匕，日三两服，佳。

又方，生地黄二斤，面一斤。捣，炒干，筛，酒服方寸匕，日三服。

校注

①飙（biāo）：形容速度很快。

②瘵（zhài）：指病。多指痨病。

③惙（chuò）：呼吸急促而疲乏。

④拘急：因感受风寒而身体痉挛、抽搐。

⑤薯（yù）：多年生草本植物，茎蔓生，常带紫色，块根圆柱形，叶子对生，卵形或椭圆形，花乳白色，雌雄异株。块根含淀粉和蛋白质，可食用。通称山药。

治脾胃虚弱不能饮食方第三十四

治卒得食病，似伤寒，其人但欲卧，七八日不治杀人。方：

按其脊两边有陷处，正灸陷处两头，各七壮，即愈。

治食鱼鲙及生肉，住胸膈中不消化，吐之又不出，不可留，多使成症。方：

朴硝（如半鸡子）一枚，大黄一两。凡二物，㕮咀，以酒二升，煮取一升，去滓，尽服之，立消。若无朴硝者，芒硝代之，皆可用。

治食生冷杂物，或寒时衣薄当风，或夜食便卧，不即消，心腹烦痛，胀急，或连日不化。方：

烧地令极热，即敷薄荐莞席，向卧，覆取汗，即立愈也。

治食过饱烦闷，但欲卧而腹胀。方：

熬面令微香，捣，服方寸匕。得大麦生面益佳，无面，以糜亦得。

此四条本在杂治中，皆食饮脾胃家事，令胃气充实，则永无食患。食宜先治其本，故后疏诸法。

腹中虚冷，不能饮食，食辄不消，羸瘦致之，四肢尪弱[①]，百疾因此互生。

生地黄十斤，捣绞取汁，和好面三斤，以日曝干，更和汁，尽止。未食后，服半合，日三，稍增至三合。

又方，面半斤，麦蘖五升，豉五合，杏仁二升。皆熬令黄香，捣筛，丸如弹，服一枚，后稍增之。

又方，大黄、芍药各半斤。捣，末之，芒硝半斤，以蜜三斤，于铜器中汤上煎，可丸如梧子大，服七丸至十丸。

又方，曲一斤，干姜十两，茱萸一升，盐一弹。合捣，蜜和如弹丸，日三服。

又方，术二斤，曲一斤（熬令黄）。捣，蜜丸如梧子大，服三十丸，日三。若大冷，可加干姜三两。若患腹痛，加当归三两。羸弱，加甘草二两，并长将息，徐以曲术法。疗产后心下停水，仍须利之。

治脾胃气弱，水谷不得下，遂成不复受食。方：

大麻子三升，大豆炒黄香。合捣筛，食前一二方寸匕，日四五服，佳矣。

治饱食便卧，得谷劳病，令人四肢烦重，嘿嘿欲卧，食毕辄甚。方：

大麦蘖一升，椒一两（并熬），干姜三两。捣末，服方寸匕，日三四服。

校注

①尪弱（wāng ruò）：瘦弱；衰弱。

治卒绝粮失食饥惫欲死方第三十五

粒食者，生人之所资，数日乏绝，便能致命。《本草》有不饥之文，而医方莫言斯术者，当以其涉在仙奇之境，非庸俗所能遵故也。遂使荒馑①之岁，饿尸横路，良可哀乎！今略载其易为者云。若脱值奔窜在无人之乡，及堕坠溪谷、空井、深冢之中，四顾迥绝，无可藉口者，便须饮水服气，其服法如下：

闭口以舌料上下齿，取津液而咽之，一日得三百六十咽便佳。渐习乃可至千，自然不饥。三五日小疲极，过此便渐轻强。复有食十二时，六戊者诸法，恐危逼之地，不能晓方面及时之早晚，故不论此。若有水者，卒无器，便与左手贮。祝曰：丞掾吏之赐，真乏粮，正赤黄，行无过城下，诸医以自防。毕，三叩齿，右手指三叩左手，如此三遍，便饮之。后复有杯器贮水，尤佳。亦左手执，右手以物扣之如法。日服三升，便不复饥，即瘥。

若可得游涉之地，周行山泽间者。

但取松、柏叶，细切，水服二合。日中二三升，便佳。又，掘取白茅根，洗净，切，服之。此三物得行曝燥，石上捣碎服，服者食方寸，辟一日。又，有大豆者，取含光明匝热。以水服，尽此则解十日。赤小豆亦佳。得熬二豆黄，末，服一二升，辟十日。草中有术、天门冬、麦门冬、黄精、葳蕤[2]、贝母，或生或熟，皆可单食。树木上自耳及檀、榆白皮，并可辟饥也。

若遇荒年谷贵，无以充粮，应须药济命者。

取稻米一斗，淘汰之，百蒸百曝，捣，日一餐，以水。得三十日都止，则可终身不食，日行三百里。

又方，粳米一斗，酒三升，渍之，出曝之，又渍，酒尽止出，稍食之，渴饮之，辟三十日。足一斛二升，辟周年。

有守中丸药法。

其疏诸米豆者，是人间易得易作，且不乖谷气，使质力无减耳。恐肉秽之身，忽然专御药物，或非所堪。若可得频营，则自更按余所撰谷方中求也。

校注

①荒馑：饥荒。

②葳蕤（wěi ruí）：草名。即玉竹。草木茂盛貌。

肘后备急方　卷五

治痈疽妒乳诸毒肿方第三十六

《隐居效方》治羊疽疮，有虫痒。

附子八分，藜芦二分，末，敷之，虫自然出。

《葛氏》疗奶发，诸痈疽发背及乳方：

比灸其上百壮。

又方，熬粢粉令黑，鸡子白和之，涂练上以贴痈，小穿练上，作小口泄毒气，燥易之，神秘。

又方，釜底土捣，以鸡子中黄和涂之。加少豉，弥良。

又方，捣黄檗末，筛，鸡子白和，厚涂之，干复易，瘥。

又方，烧鹿角，捣末，以苦酒和涂之，佳。

又方，于石上水磨鹿角，取浊汁涂痈上，干复易，随手消。

又方，末半夏，鸡子白和涂之。水磨，敷，并良。

又方，神效。水磨，出《小品》。

又方，醋和茱萸，若捣姜或小蒜敷之，并良。

一切恶毒肿。

蔓菁根一大握（无，以龙葵根代之），乳头香一两（光明者），黄连一两（宣州者），杏仁四十九枚（去尖用），柳木取三四钱（白色者）。各细锉，捣三二百杵，团作饼子，厚三四分，可肿处大小贴之，干复易，立散。别贴膏药治疮处，佳。

《葛氏》疗痈发数十处方：

取牛屎烧，捣末，以鸡子白和涂之，干复易，神效。

又方，用鹿角、桂、鸡屎，别捣，烧，合和，鸡子白和涂，干复上。

又，痈已有脓，当使坏方：

取白鸡两翅羽肢各一枚，烧服之，即穿。姚同。

又方，吞薏苡子一枚，勿多。

又方，以苦酒和雀屎，涂痈头上，如小豆。

《葛氏》若已结痈，使聚不更长，方：

小豆，末，涂。若鸡子白和尤佳，即瘥。

又方，芫花，末，胶汁和贴上，燥复易，化为水。

若溃后，脓血不止，急痛。

取生白楸叶，十重贴上，布帛宽缚之。

乳肿。

桂心、甘草各二分，乌头一分（炮）。捣为末，和苦酒涂，纸覆之，脓化为水，则神效。

《葛氏》妇女乳痈妒肿。

削柳根皮，熟捣，火温，帛囊贮熨之，冷更易，大良。

又方，取研米槌煮令沸，絮中覆乳，以熨上，当用二枚互熨之，数十回止。姚云：神效。

乳痈方：

大黄、䕡草、伏龙肝（灶下黄土也）、生姜各二分。先以三物，捣筛，又合生姜捣，以醋和涂，乳痛则止，极验。《刘涓子》不用生姜，用干姜，四分分等。余比见用鲫鱼立验。此方《小品》，佳。

《姚氏》乳痈。

大黄、鼠粪（湿者）、黄连各一分。二物为末，鼠屎更捣，以黍米粥清和敷乳四边，痛即止，愈。无黍米，用粳米并得。

又方，牛马屎敷，并佳，此并消去。

《小品》妒方：

黄芩、白蔹、芍药分等。末，筛，浆服一钱匕，日五服。若右乳结者，将左乳汁服；左乳结者，将右乳汁服。散消根。姚同此方，必愈。

姚方，捣生地黄，敷之，热则易。小豆亦佳。

又云，二三百众疗不瘥，但坚紫色者。

用前柳根皮法。云熬令温，熨肿，一宿愈。

凡乳汁不得泄，内结，名妒乳，乃急于痈。

《徐玉》疗乳中瘰疬起痛，方：

大黄、黄连各三两，水五升，煮取一升二合，分三服，得下，即愈。

《葛氏》卒毒肿起急痛，方：

芜菁根（大者），削去上皮，熟捣，苦酒和如泥，煮三沸，急搅之出，敷肿，帛裹上。日再三易，用子亦良。

又方，烧牛屎，末，苦酒和，敷上，干复易。

又方，水和石灰封上，又苦酒磨升麻若青木香或紫檀，以磨敷上，良。

又方，取水中萍子草，熟捣，以敷上。

又，已入腹者。

麝香、薰陆香、青木香、鸡舌香各一两。以水四升，煮取二升，分为再服。

若恶核肿结不肯散者。

吴茱萸、小蒜分等，合捣敷之。单蒜亦得。

又方，捣鲫鱼以敷之。

若风肿多痒，按之随手起，或隐疹。方：

但令痛以手摩捋抑按，日数度，自消。

又方，以苦酒磨桂若独活，数敷之，良。

身体头面忽有暴肿处如吹。方：

巴豆三十枚，连皮碎，水五升，煮取三升，去滓，绵沾以拭肿上，趁手消，勿近口。

皮肉卒肿起，狭长赤痛名牖[1]。

鹿角五两，白蔹一两，牡蛎四两，附子一两。捣筛，和苦酒，涂帛上，燥复易。

《小品》痈结肿坚如石，或如大核，色不变，或作石痈不消。

鹿角八两（烧作灰），白蔹二两（粗理黄色），磨石一斤（烧令赤）。三物捣作末，以苦酒和泥，厚涂痈上，燥更涂，取消止。内服连翘汤下之。姚方云：烧石令极赤，纳五升苦酒中；复烧，又纳苦酒中，令减半止，捣石和药。先用所余苦酒，不足，添上用。

《姚方》若发肿至坚，而有根者，名曰石痈。

当上灸百壮，石子当碎出。不出者，可益壮。痈，疽、瘤、石痈、结筋、瘰疬，皆不可就针角。针角者，少有不及祸者也。

又，痈未溃方：

莔草末，和鸡子白，涂纸令厚，贴上，燥复易，得痛，自瘥。

痈肿振焮[2]不可枨方：

大黄，捣筛，以苦酒和，贴肿上，燥易，不过三，即瘥减，不复作，脓自消除，甚神验也。

痈肿未成脓。

取牛耳垢封之，即愈。

若恶肉不尽者，食肉药食去，以膏涂之，则愈。食肉方：

取白炭灰、荻灰等分，煎令如膏（此不宜预作）。十日则歇。并可与去黑子。此大毒。若用效验，本方用法。

凡痈肿用。

栝蒌根、赤小豆，皆当纳苦酒中，五宿出，熬之毕，捣为散，以苦酒和，涂纸上，贴肿，验。

《隐居效方》消痈肿。

白蔹二分，藜芦一分，为末，酒和如泥贴上，日三，大良。

疽疮骨出。

黄连、牡蛎各二分，为末，先盐酒洗，后敷。

《葛氏》忽得瘭疽[3]着手足肩，累累如米豆，刮汁出，急疗之。

熬芜菁，熟捣，裹，以辗转其上，日夜勿止。

若发疽于十指端，及色赤黑，甚难疗，宜按大方，非单方所及。

若骨疽积年，一捏一汁出，不瘥。

熬末胶饴，勃疮上，乃破生鲤鱼以搶之，如炊顷，刮视有小虫出，更洗敷药，虫尽，则便止，瘥。

姚方云：瘭疽者，肉中忽生一黤[4]子，如豆粟，剧者如梅李大，或赤，或黑，或白，或青，其黡有核，核有深根，痛疹应心少久，四面悉肿疱，黯默紫黑色，能烂坏筋骨，毒入脏腑，杀人。南方人名为搶着毒。

着厚肉处，皆割之，亦烧铁令赤，烙赤三上，令焦如炭。亦灸黯炮上，百壮为佳。早春酸摹叶。薄其四面，防其长也。饮葵根汁、犀角汁、升麻汁折其热，内外疗依丹毒法也。

《刘涓子》疗痈疽发坏，出脓血，生肉，黄芪膏。

黄芪、芍药、大黄、当归、芎䓖、独活、白芷、薤白各一两，生地黄三两。九物，切，猪膏二升半，煎三上三下，膏成，绞去滓，敷充疮中，摩左右，日三。

又，丹痈疽始发，浸淫进长，并少小丹搶方：

升麻、黄连、大黄、芎䓖各二两，黄芩、芒硝各三两，当归、甘草（炙）、羚羊角各一两。九物，㕮咀，水一斗三升，煮取五升，去滓，还纳铛中，芒硝上杖搅，令成膏。适冷热，贴帛拓肿上，数度，便随手消散。王练甘林所秘方，慎不可近阴。

又，瘭疮，浸淫多汁，日就浸大，胡粉散。

胡粉（熬）、甘草（炙）、蔄茹、黄连各二分。四物，捣散，筛，以粉疮，日三，极验。

诸疽疮膏方：

蜡、乱发、矾石、松脂各一两，猪膏四两。五物，先下发，发消下矾石，矾石消下松脂，松脂消下蜡，蜡消下猪膏，涂疮上。

赤龙皮汤，洗诸败烂疮方：

槲树皮（切）三升，以水一斗，煮取五升，春夏冷用，秋冬温用，洗乳疮，及诸败疮，洗了则敷膏。

发背上初欲疹，便服此大黄汤。

大黄、甘草（炙）、黄芩各二两，升麻二两，栀子一百枚。五物，以水九升，煮取三升半，服得快下数行便止，不下则更服。

疗发背，及妇人发乳，及肠痈，木占斯散。

木占斯、厚朴（炙）、甘草（炙）、细辛、栝蒌、防风、干姜、人参、桔梗、败酱各一两。十物，捣为散，酒服方寸匕，昼七夜四，以多为善。病在上常吐，在下脓血。此谓肠痈之属，其痈肿即不痛，长服，疗诸疽痔。若疮已溃，便早愈。发背无有不疗，不觉肿去，时长服，去败酱。多疗妇人发乳、诸产、症瘕，益良。并刘涓子方：

《刘涓子》疗痈消脓，木占斯散方：

木占斯、桂心、人参、细辛、败酱、干姜、厚朴（炙）、甘草（炙）、防风、桔梗各一两。十物，为散，服方寸匕，入咽觉流入疮中。若痈疽灸不发坏者，可服之，疮未坏，去败酱。此药或时有痈令成水者。

痈肿瘰疬，核不消，白蔹敷方：

白蔹、黄连、大黄、黄芩、茵草、赤石脂、吴茱萸、芍药各四分。八物，捣筛，以鸡子白和如泥，涂故帛上，敷之。开小口，干即易之，瘥。

发背欲死者。

取冬瓜，截去头，合疮上，瓜当烂，截去更合之，瓜未尽，疮已敛小矣，即用膏养之。

又方，伏龙肝，末之，以酒调，厚敷其疮口，干即易，不日平复。

又方，取梧桐子叶，鏊上爆成灰，绢罗，蜜调敷之，干即易之。

《痈肿杂效方》疗热肿。

以家芥子并柏叶，捣，敷之，无不愈，大验。得山芥更妙。

又，捣小芥子末，醋和作饼子，贴肿及瘰疬，数着，消即止，恐损肉。此疗马附骨，良。

又方，烧人粪作灰，头醋和如泥，涂肿处，干数易，大验。

又方，取黄色雄黄、雌黄色石，烧热令赤。以大醋沃之，更烧醋沃，其石即软如泥，刮取涂肿。若干，醋和，此大秘要耳。

灸肿令消法。

取独颗蒜，横截厚一分，安肿头上，炷如梧桐子大，灸蒜上百壮。不觉消，数数灸，唯多为善，勿令大热。但觉痛即擎起蒜，蒜焦，更换用新者，不用灸损皮肉。如有体干，不须灸。余尝小腹下患大肿，灸即瘥，每用之，则可大效也。

又方，生参□□□，头上核，又，磁石，末，和醋，敷之。

又方，甘草□□□涂此，蕉子不中食。

又方，鸡肠草敷。

又方，白蔹，末，敷，并良。

又热肿疖。

融胶数涂，一日十数度，即瘥。疗小儿疖子，尤良。每用神效。

一切毒肿，疼痛不可忍者。

搜面团肿头如钱大，满中安椒，以面饼子盖头上，灸令彻，痛即立止。

又方，捣蓖麻仁，敷之，立瘥。

手脚心，风毒肿。

生椒（末）、盐（末）等分，以醋和，敷，立瘥。

痈疽生臭恶肉者。

以白蔺茹散敷之，看肉尽便停。但敷诸膏药，若不生肉，敷黄芪散（蔺茹、黄芪），止一切恶肉。仍不尽者，可以七头赤皮蔺茹为散，用半钱匕，和白蔺茹散三钱匕，以敷之。此姚方瘥。

恶脉病，身中忽有赤络脉起如蚓状，此由春冬恶风入络脉之中，其血瘀所作。

宜服之五香连翘，镵去血，敷丹参膏，积日乃瘥。余度山岭即患，常服五香汤，敷小豆得消。以下并姚方：

恶核病者，肉中忽有核如梅李，小者如豆粒。皮中惨痛，左右走，身中壮热，瘵恶寒是也。此病卒然如起，有毒入腹杀人，南方多有此患。

宜服五香连翘汤，以小豆敷之，立消。若余核，亦得敷丹参膏。

恶肉病者，身中忽有肉，如赤小豆粒突出，便长如牛马乳，亦如鸡冠状。

内宜服漏芦汤，外可以烧铁烙之。日三烙，令稍焦，以升麻膏敷之。

气痛之病，身中忽有一处如打扑之状，不可堪耐，而左右走身中，发作有时，痛静时，便觉其处冷如霜雪所加。此皆由冬温至春暴寒伤之。

宜先服五香连翘数剂，又以白酒煮杨柳皮暖熨之，有赤点点处，宜镵去血也。

五香连翘汤，疗恶肉、恶脉、恶核、瘰疬、风结、肿气痛。

木香、沉香、鸡舌香各二两，麝香半两，章陆一两，夜干、紫葛、升麻、独活、寄生、甘草（炙）、连翘各二两，大黄三两，淡竹沥三升。十三物，以水九升，煮减半，纳竹沥取三升，分三服，大良。

漏芦汤，疗痈疽、丹疹、毒肿、恶肉。

漏芦、白蔹、黄芩、白薇、枳实（炙）、升麻、甘草（炙）、芍药、麻黄（去节）各二两，大黄三两。十物，以水一斗，煮取三升。若无药，用大黄下之，佳。其丹毒，须针镵去血。

丹参膏，疗恶肉、恶核、瘰疬、风结、诸脉肿。

丹参、蒴藋各二两，秦艽、独活、乌头、白及、牛膝、菊花、防风各一两，莽草叶、踯躅花、蜀椒各半两。十二物，切，以苦酒二升，渍之一宿，猪膏四斤，俱煎之，令酒竭，勿过焦，去滓，以涂诸疾上，日五度，涂故布上贴之。此膏亦可服，得大行，即须少少服。

《小品》同。

升麻膏，疗丹毒肿热疮。

升麻、白蔹、漏芦、芒硝各二两，黄芩、枳实、连翘、蛇衔各三两，栀子二十枚，蒴藋根四两，十物，切，舂令细，纳器中，以水三升，渍半日，以猪脂五升，煎令水竭，去滓，敷之，日五度，若急合，即水煎，极验方：

《葛氏》疗卒毒肿起急痛。

柳白皮，酒煮令热，熨上，痛止。

校注

①腨（biàn）：小腿上的肌肉。脉隐起如辫绳。

②焮（xìn）：发炎红肿：“一人患脑疽，面目肿闭，头焮如斗。”

③瘭疽（biāo jū）：局部皮肤炎肿化脓的疮毒，常发于指端和手心、足心及心窝部。

④黤（yǎn）：亦作“黯”，青黑色。

治肠痈肺痈方第三十七

治肠痈，大黄牡丹汤方：

大黄四两，壮丹三两，桃仁五十枚，瓜子一升，芒硝二两。右五味㕮咀，以水五升，煮取一升，顿服之，当下脓血。（肠痈之病，少腹痞坚，或偏在膀胱左右，其色或白，坚大如掌，热，小便欲调，时自汗出，其脉迟，坚者未成脓，可下之，当有血。脉数成脓，不复可下。《肘后》名瓜子汤）

《集验方》疗胸中满而振寒脉数，咽燥不渴，时时出浊唾腥臭，久久吐脓如糯米粥，是肺痈。桔梗汤方：

桔梗、甘草各二两（炙）。上以水三升。煮取一升。分再服。朝暮吐脓血则愈。一方温服。如人行八九里再服。

注：此篇原版仅有篇图而无正文，本书中内容根据《千金要方·卷二十三痔漏·肠痈第二》和《外台秘要·第十卷·肺痈方九首》补。

治卒发丹火恶毒疮方第三十八

《肘后》：夫丹者，恶毒之气，五色无常，不即疗之，痛不可堪，又待坏，则去脓血数升，或发于节解，多断人四肢，盖疽之类，疗之方：

煮栗蒺有刺者，洗之。

又，疗发足踝方：

捣蒜如泥，以厚涂，干即易之。

《肘后》疗面目身体卒得赤斑，或黑斑，如疮状，或痒，搔之随手肿起，不急疗之，日甚杀人方：

羚羊角煎，以摩之数百遍，若无，用牛脂及猪脂，有解毒药者，皆可用摩，务令分散毒气。神妙。

又，若已遍身赤者方：

生鱼，合皮鳞烧，捣末，以鸡子白和，遍涂之。

又，新附方：

羚羊角无多少，即烧之为灰，令极细，以鸡子清和涂之，极神效，无鸡子，以水和涂之亦妙。（出“第二卷”中。一云赤小豆一升，羊角烧之三两，为末，鸡子白和，敷之。无羊角，单用赤小豆，良。《备急》、文仲同）

集验疗人面目身体卒赤，黑丹起如疥状，不疗日剧，遍身即杀人方：

煎羊脂以摩之，青羊脂最良。

肘后疗白丹方：

末豉，以酒和，涂之，捣香薷[①]叶苦蓼，敷之。

又方，屋上尘，以苦酒和，涂之。

又方，烧鹿角作灰，以猪膏敷之。

又方，蜜和干姜末，敷之。

又方，酸模草，五叶草煮，饮汁，又以滓薄丹，以荠亦佳。

备急疗白丹方：

苎根三斤，小豆四升，水二斗，煮以浴，日三四遍。

校注

①薷（rú）：指一年生或多年生草本植物，茎呈方形，紫色，叶子对生，

卵形，全草可入药。茎和叶可以提取芳香油。

注：此篇仅有目录，此处内容及篇目根据《外台秘要·第三十卷·丹毒方九首》和《外台秘要·第三十卷·丹毒方九首》补。

治瘑癣疥漆疮诸恶疮方第三十九

《葛氏》大人小儿，卒得恶疮，不可名识者。

烧竹叶，和鸡子中黄，涂，瘥。

又方，取蛇床子合黄连二两，末，粉疮上。燥者，猪脂和，涂，瘥。

又方，烧蛇皮，末，以猪膏和，涂之。

又方，煮柳叶若皮洗之，亦可内少盐。此又疗面上疮。

又方，腊月猪膏一升，乱发如鸡子大，生鲫鱼一头，令煎，令消尽，又内雄黄、苦参（末）二两，大附子一枚（末），绞令凝，以敷诸疮，无不瘥。《胡洽》疗瘑疽疥[1]，大效。

疮中突出恶肉者。

末乌梅屑，敷之。又，末硫黄敷上，燥著，唾和涂之。

恶疮连痂痒痛。

捣扁豆封，痂落即瘥，近方。

《小品》疗瘑癣疥恶疮方：

水银、矾石、蛇床子、黄连各二两，四物捣筛，以腊月猪膏七合，并下水银，搅万度，不见水银，膏成，敷疮，并小儿头疮，良。龚庆宣加蕳茹一两，疗诸疮，神验无比。

姚疗瘑疥。

雄黄一两，黄连二两，松脂二两，发灰如弹丸。四物，熔猪膏与松脂合，热捣，以敷疮上，则大良。

又，疗恶疮粉方：

水银、黄连、胡粉（熬令黄）各二两。下筛，粉疮。疮无汁者，唾和之。

小儿身中恶疮。

取笋汁，自澡洗，以笋壳作散，敷之，效。

人体生恶疮似火，自烂。

胡粉（熬黑）、黄檗[②]、黄连分等。下筛，粉之也。

卒得恶疮。

苍耳、桃皮，作屑，纳疮中，佳。

头中恶疮。

胡粉、水银、白松脂各二两，腊月猪膏四两，合松脂煎，以水银、胡粉合研，以涂上，日再。《胡洽》云：疗小儿头面疮。又一方，加黄连二两。亦疗得秃疮。

恶疮雄黄膏方：

雄黄、雌黄（并末）、水银各一两，松脂二两，猪脂半斤，乱发如鸡子大。以上合煎，去滓，纳水银，敷疮，日再。

《效方》恶疮食肉雄黄散。

雄黄六分，藺茹、矾石各二分，末疮中，日二。

疗疮方，最去面上粉刺。方：

黄连八分，糯米、赤小豆各五分，吴茱萸一分，胡粉、水银各六分。捣黄连等，下筛，先于掌中研水银使极细，和药使相入，以生麻油总，稀稠得所，洗疮拭干，敷之。但是疮即疗，神验不传。

甘家松脂膏，疗热疮，尤嗍脓，不痂无瘢。方：

松脂、白胶香、薰陆香各一两，当归、蜡各一两半，甘草一两（并切），猪脂、羊肾脂各半合许，生地黄汁亦半合，以松脂等末，纳脂膏、地黄汁中，微火煎令黄，下腊，绞去滓。涂布，贴疮，极有验。甘家秘不能传，此是半剂。

地黄膏，疗一切疮已溃者。及炙贴之，无痂生肉去脓。神秘方：

地黄汁一升，松脂二两，薰陆香一两，羊肾脂及牛酥，各如鸡子大。先于地黄汁煎松脂及香令消，即纳羊脂、酥，并更用蜡半鸡子大，一时相和，缓火煎，水尽膏成，去滓，涂帛，贴疮，日一二易。加故绯一片，乱发一鸡子许大，疗年深者，十余日即瘥，生肉。秘法。

妇人颊上疮，瘥后每年又发。甘家秘方，涂之永瘥。

黄矾石二两（烧令汁尽），胡粉一两，水银一两半。捣筛，矾石、胡粉更筛，先以片许猪脂于瓷器内，熟研水银令消尽，更加猪脂，并矾石、胡粉，和使黏稠，洗面疮以涂上。又别熬胡粉令黄，涂膏讫，则敷此粉，数日即瘥。甘家用大验。

疗瘑疮，但是腰脚已下，名为瘑。此皆有虫食之，虫死即瘥，此方立验。

醋泔[3]淀一碗，大麻子一盏，白沙、盐末各一抄，和掩以敷疮，干更敷。先温泔净洗，拭干，敷一二度，即瘥。孔如针穴，皆虫食，大验。

《效方》恶疮三十年不愈者。

大黄、黄芩、黄连各一两，为散，洗疮净，以粉之。日三，无不瘥。又，黄檗分等亦佳。

《葛氏》疗白秃方：

杀猪即取肚，破去屎，及热以反拓头上。须臾，虫出着肚。若不尽，更作取，令无虫即休。

又方，末藜芦，以腊月猪膏和涂之。五月漏芦草烧作灰，膏和使涂之。皆先用盐汤洗，乃敷之。

又方，羊蹄草根，独根者，勿见风日及妇女鸡犬，以三年醋研和如泥，生布拭疮令赤，以敷之。

姚方，以羊肉如作脯法，炙令香及热，以拓上，不过三四日，瘥。

又方，先以皂荚汤热洗，拭干，以少油麻涂，再三，即瘥。

校注

①瘑疽疥（guō jū jiè）：是指疥疮。

②檗（bò）：落叶乔木，木材坚硬，茎可制黄色染料，树皮入药。

③泔（gān）：洗过米或洗碗洗菜用过的水。

治卒得癞皮毛变黑方第四十

癞病方：

初觉皮肤不仁，或淫淫苦痒，如虫行，或眼前见物如垂丝，或瘾疹赤黑。此即急疗。蛮夷酒，佳善。

疗白癞。

苦参五斤，酒三斗，渍，饮勿绝。并取皮根，末，服，效验。

又方，艾千茎，浓煮，以汁渍麴[①]作酒，常饮使醺醺。姚同。

姚方，大蝮蛇一枚，切，勿令伤，以酒渍之。大者一斗，小者五升。以糠火温，令熟，乃取蛇一寸许，以腊月猪膏和，敷疮，瘥。

亦疗鼠瘘诸恶疮。

苦参二斤，露蜂房二两，麴二斤。水三斗，渍药二宿，去滓。黍米二升，酿熟，稍饮，日三。一方加猬皮，更佳。

校注

①麴（qū）：同“曲”，酒母。（黏浆状态的酒曲）；大曲（酿造白酒用的一种曲），酒曲（酿酒用的曲）。

治卒得虫鼠诸瘘方第四十一（后有瘰疬）

姚云：凡有肿，皆有相主，患者宜检本方，多发头两边，累累有核。

姚方，鼠瘘肿核痛，未成脓方：

以柏叶敷着肿上，熬盐着叶上，熨令热气下，即消。

《葛氏》卒得鼠瘘，有瘰疬未发疮而速热者，速疗方：

捣乌鸡足，若车前草，敷之。

若已有核，脓血出者。

以热牛屎涂之，日三。

又方，取白鲜皮，煮服一升，当吐鼠子。

又方，取猫狸一物，料理作羹如食法。空心进之，鼠子死出。又，当生吞，其功弥效。

又方，取鼠（中者）一枚，乱发如鸡子大，以三岁腊月猪脂煎之，令鼠骨肉及发消尽。半涂之，半酒服，鼠从疮中出。姚云：秘不传之法。

《刘涓子》鼠瘘方：

以龟壳、甘草（炙）、桂心、雄黄、干姜、狸骨（炙）。六物，分等，捣，下蜜和，纳疮中，无不瘥。先灸作疮，后与药，良。

又方，柞木皮五升，以酒一斗，合煎，熟出皮。煎汁令得二升，服之尽，有宿肉出，愈。

又，瘘疮坐肉膏。

楝树白皮、鼠肉、当归各二两，薤白三两，生地黄五两。腊月猪脂三升煎，膏成，敷之孔上，令生肉。

《葛氏》若疮多而孔小，是蚁瘘。方：

烧鳣鲤甲，猪膏和敷。

又方，烧蜘蛛二七枚，敷，良。

又，瘘方：

煎桃叶、枝作煎，净洗疮了，纳孔中，大验方：

《葛氏》若着口里。

东行楝根，细锉，水煮，取清汁含之。数吐，勿咽。

肉瘘方：

槐白皮，捣丸，绵裹，纳下部中，敷，效。

鼠瘘方：

石南、生地黄、雌黄、茯苓、黄连各二两。为散，敷疮上，日再。

又方，矾石三分（烧），斑蝥一分（炙，去头足）。捣下，用醋和，服半匕。须臾，瘘虫从小便中出。《删繁方》。

治卒阴肿痛颓卵方第四十二

《葛氏》男子阴卒肿痛方：

灸足大指第二节下横纹理正中央，五壮，佳。姚云：足大趾本，三壮。

又方，桃核中仁，熬，末，酒服如弹丸。姚云：不过三。

又方，灶中黄土，末，以鸡子黄和敷之。蛇床子，末，和鸡子黄敷之，亦良。

又方，捣芜菁根若马鞭草敷，并良。姚同。

又方，鸡翮六枚（烧），并蛇床子（末）。分等，合服少，随卵左右敷卵，佳。姚方无蛇床子。

小儿阴疝，发时肿痛。

依仙翁前灸法，随左右灸，瘥。

随痛如刺方：

但服生夜干汁取下，亦可服丸药下之。云作走马汤，亦在尸注中有。

阴丸卒缩入腹，急痛欲死，名阴疝。

狼毒四两，防风二两，附子三两（烧）。蜜丸，服三丸，如桐子大，日夜三度。

阴茎中，卒痛不可忍。

雄黄、矾石各二两，甘草一尺。水五升，煮取二升，渍。姚云：

疗大如斗者。

《葛氏》男子阴疮损烂。

煮黄檗洗之，又白蜜涂之。

又方，黄连、黄檗分等，末之。煮取肥猪肉汁，渍疮讫，粉之。姚方：蜜煎甘草，末，涂之。比者见有阴头肿，项下疮欲断者，猪肉汁渍。依姚方，即神效。

阴蚀欲尽者。

虾蟆、兔屎分等，末，敷疮上。

阴痒汁出。

嚼生大豆黄，涂之。亦疗尿灰疮。

姚疗阴痒生疮。

嚼胡麻，涂之。

葛疗阴囊下湿痒，皮剥。

乌梅十四枚，钱四十文，三指撮盐，苦酒一升。于铜器内总渍九日，日洗之。又，煮槐皮若黄檗汁及香叶汁，并良。

疗人阴生疮，脓出臼方：

高昌白矾一小两（捣细），麻仁等分（研），炼猪脂一合于瓷器中，和搅如膏。然后取槐白皮，切，作汤以洗疮上，拭令干。即取膏涂上，然后以楸叶贴上，不过三。

又，阴疮有二种。一者作臼脓出，曰阴蚀疮；二者但亦作疮，名为热疮。

若是热，即取黄檗一两，黄芩一两，切，作汤洗之。仍取黄连、黄檗，作末，敷之。

女子阴疮。

末硫黄敷上。姚同。

又，烧杏仁，捣，涂之。

又方，末雄黄、矾石各二分，麝香半分。捣，敷。姚同。

若阴中痛。

矾石二分（熬），大黄一分，甘草半分。末，绵裹如枣，以导之，取瘥。

若有息肉突出。

以苦酒三升，渍乌喙五枚，三日，以洗之。日夜三四度。

若苦痒，搔之痛闷。

取猪肝，炙热，纳阴中，当有虫着肝。

小儿秃方：

取白头翁根，捣，敷一宿，或作疮，二十日愈。

灸㿗。

但灸其上，又灸茎上，又灸白小腹脉上，及灸脚大指三中，灸一壮。又，灸小指头，随㿗左右着灸。

姚氏方：

杨柳枝如足大指大，长三尺，二十枚。水煮令极热，以故纸及毡掩肿处。取热柳枝，更取拄之，如此取得瘥，止。

又，卵㿗。

熟捣桃仁，敷之。亦疗妇人阴肿，燥即易之。

《小品》牡丹散，疗㿗偏大气胀，方：

牡丹、防风、桂心、豉（熬）、铁精分等。合捣下，服方寸匕。

小儿一刀圭，二十日愈。大良。婴儿以乳汁和如大豆与之。

不用药法，疗癫必瘥方：

令病人自把糯米饼子一枚，并皂荚刺一百个，就百姓间坐社处。先将皂荚刺分合社人、社官，三老已下各付一针，即出饼子示人。从头至尾，皆言从社官已下，乞针捶。社人问云：捶何物？病人云：捶人魁。周匝总遍讫，针并插尽。即持饼却到家，收掌于一处，饼干，癫不觉自散，永瘥，极神效。

肘后备急方　卷六

治目赤痛暗昧刺诸病方第四十三

华佗禁方：

令病人自用手两指，擘所患眼，垂空咒之曰：疋疋[①]，屋舍狭窄，不容宿客。即出也。

伤寒方末，亦有眼方：

姚方，目中冷泪出，眦赤痒，乳汁煎方：

黄连三分，蕤仁二分，干姜四分。以乳汁一升，渍一宿，微火煎取三合，去滓。取米大，敷眦。

睛为所伤损破方：

牛旋，日二点，避风。黑睛破，亦瘥。

校注

①疋疋（yǎ）：念咒语前的语气词。

注：第四十四、第四十五、第四十六原文无

治卒耳聋诸病方第四十七

《葛氏》耳卒聋。

取鼠胆，纳耳内，不过三，愈。有人云：侧卧沥一胆尽。须臾，胆汁从下边出，初出益聋，半日顷，乃瘥。治三十年老聋。

又方，巴豆十四枚，捣，鹅脂半两，火熔，纳巴豆，和取如小豆，绵裹纳耳中，瘥。日一易。姚云：瘥三十年聋。

若卒得风，觉耳中恍恍者。

急取盐七升，甑蒸使热，以耳枕盐上，冷复易。亦疗耳卒疼痛，蒸熨。

又方，栝蒌根，削令可入耳，以腊月猪脂煎三沸出，塞耳，每日作，三七日，即愈。

姚氏，耳痛有汁出方：

熬杏仁令赤黑，捣如膏，以绵裹塞耳，日三易，三日即愈。

聤耳，耳中痛，脓血出。方：

月下灰，吹满耳，令深入，无苦，即自出。

耳聋，菖蒲根丸。

菖蒲根一寸，巴豆一粒（去皮、心）。二物合捣，筛，分作七丸，绵裹，卧即塞。夜易之，十日立愈。黄汁立瘥。

耳中脓血出方：

细附子末，以葱涕和灌耳中，良。单葱涕亦佳，侧耳令入耳。

耳中常鸣方：

生地黄，切，以塞耳，日十数易。

《小品》疗聤耳，出脓汁。散方：

矾石二两（烧），黄连一两，乌贼鱼骨一两。三物，为散。即如枣核大，绵裹塞耳，日再易，更加龙骨。

耳聋巴豆丸。

巴豆一枚（去心、皮），班猫一枚（去翅足）。二物，合捣筛，绵裹塞耳中，再易，甚验。云：此来所用，则良。

又方，磁石、菖蒲、通草、薰陆香、杏仁、蓖麻、松脂，捣筛为末，分等。蜡及鹅脂和，硬和为丸，稍长，用钗子穿心为孔。先去耳塞，然后纳于药，日再。初着痒，及作声，月余，总瘥。殿中侯监效。

耳卒痛。

蒸盐熨之。

痛不可忍，求死者。

菖蒲、附子各一分，末，和乌麻油，炼，点耳中，则立止。

聤耳，脓血出。

车辖脂，塞耳中。脓血出尽，愈。

校注

①桑螵蛸（piāo xiāo）：螳螂科动物缀在桑枝上的卵鞘。可作中药。

治耳为百虫杂物所入方第四十八

《葛氏》百虫入耳。

以好酒灌之，起行自出。

又方，闭气，令人以芦吹一耳。

又方，以桃叶塞两耳，立出。

蜈蚣入耳。

以树叶，裹盐灰令热，以掩耳，冷复易，立出。

蚰蜒入耳。

熬胡麻，以葛囊贮，枕之。虫闻香则自出。

蚁入耳。

炙猪脂，香物，安耳孔边，即自出。

《神效方》蚰蜒入耳。

以牛酪，灌满耳，蚰蜒即出，出当半销。若入腹中，空腹食好酪一二升，即化为黄水而出。不尽，更作服。手用神验无比，此方是近得。

又方，小鸡一只，去毛足，以油煎令黄，筋穿作孔，枕之。

又方，取蚯蚓，纳葱叶中，并化为水，滴入耳中，蚰蜒亦化为水矣。

校注

①鲮鲤（líng lǐ）甲：为鲮鲤科动物鲮鲤的鳞片。全年均可捕捉，捕后杀死，剥取甲皮，放入沸水中烫，等鳞片自行脱落，捞出，洗净，晒干，名甲片。

②洪洪：形容声音含混不清。

治卒食噎不下方第四十九

《葛氏方》取少蜜含之，即立下。

又方，取老牛涎沫，如枣核大，置水中，饮之。终身不复患噎也。

治卒诸杂物鲠不下方第五十

食诸鱼骨鲠。

以鱼骨于头上，立即愈下。云：声咳[1]即出。

又方，小嚼薤白，令柔。以绳系中，持绳端，吞薤到鲠[2]处，引之，鲠当随出。

疗骨鲠。

仍取所余者骨，左右手反复掷背后，立出。

杂物鲠方：

解衣带，目窥下部，不下即出。

又方，好蜜，以匕抄，稍稍咽之，令下。

鱼骨鲠在喉中，众法不能去者，方：

取饴糖，丸如鸡子黄大，吞之。不去，又吞，以渐大作丸，用得效。

校注

①声咳（qìng hāi）：咳嗽。

②鲠（gěng）：鱼骨卡在嗓子里。

治卒误吞诸物及患方第五十一

《葛氏》误吞钗方：

取薤曝令萎，煮使熟，勿切，食一大束，钗即随出。生麦菜若节缕[①]，皆可用。

误吞钉及箭、金针、钱铁等物，方：

多食肥羊脂，诸般肥肉等，自裹之，必得出。

吞诸珠珰铁而鲠，方：

烧弩铜令赤，纳水中，饮其汁，立愈。

误吞钱。

烧火炭末，服方寸匕，即出。《小品》同。

又方，服蜜三升，即出。

姚氏，食中吞发，绕喉不出方：

取梳头发，烧作灰，服一钱匕。

吞环若指彄。

烧鹅羽数枚，末，饮之。

吞钱。

腊月米汤，顿服半升。

又方，浓煎艾汁，服，效。

校注

①节缕（jié lǚ）：草名。俗称鼓筝草。多年生小草，茎细长，在地面随处

生细根，互相联结，广覆于地面。

治面皰发秃身臭心昏鄙丑方第五十二

《葛氏》疗年少气充，面生皰疮。

胡粉、水银，腊月猪脂和，熟研，令水银消散，向暝以粉面，晓拭去。勿水洗，至暝又涂之。三度，即瘥。姚方同。

又方，涂麋脂，即瘥。

又方，三岁苦酒，渍鸡子三宿，软，取白，以涂上。

《隐居效方》皰疮方：

黄连、牡蛎各二两。二物，捣筛，和水作泥，封疮上，浓汁粉之，神验。

冬葵散。

冬葵子、柏子仁、茯苓、瓜瓣各一两。四物，为散，食后服方寸匕，日三，酒下之。

疗面及鼻酒皶方：

真珠、胡粉、水银分等，猪脂和涂。又，鸬鹚屎和腊月猪脂涂，亦大验，神效。

面多皯黯，或似雀卵色者。

苦酒煮术，常以拭面，稍稍自去。

又方，新生鸡子一枚，穿去其黄，以朱末一两纳中，漆固，别方云蜡塞以鸡伏着，例出取涂面，立去而白。

又，别方出西王母枕中，陈朝张贵妃常用膏方：鸡子一枚，丹砂二两，末之。仍云安白鸡腹下伏之，余同。鸡子令面皮急而光滑，丹砂发红色。不过五度敷面，面白如玉，光润照人，大佳。

卒病余，面如米粉敷者。

熬矾石，酒和涂之。姚云：不过三度。

又方，白蔹二分，杏仁半分，鸡屎白一分。捣下，以蜜和之。杂水以拭面，良。

疗人头面患疬疡方：

雄黄、硫黄、矾石，末，猪脂和，涂之。

又方，取生树木孔中蚛汁拭之。末桂，和敷上，日再三。

又方，蛇蜕皮，熟以磨之，数百度，令热，乃弃草中，勿顾。

疗人面体黧黑，肤色粗陋[1]，皮厚状丑。

细捣羚羊胫骨，鸡子白和敷面，干，以白粱米泔汁洗之。三日如素，神效。

又方，芜菁子二两，杏仁一两，并捣破，栝蒌去子囊，猪胰五具。淳酒和，夜敷之。寒月以为手面膏。别方云：老者少，黑者白。亦可加土瓜根一两，大枣七枚，自渐白悦。姚方：猪胰五具，神验。

《隐居效验方》面黑令白，去黯方：

乌贼鱼骨、细辛、栝蒌、干姜、椒各二两。五物，切，以苦酒渍三日，以成炼牛髓二斤煎之。苦酒气尽药成，以粉面，丑人特异鲜好，神妙方：

又，令面白如玉色方：

羊脂、狗脂各一升，白芷半升，甘草一尺，半夏半两，乌喙十四枚。合煎，以白器成，涂面，二十日即变。兄弟不相识，何况余人乎？

《传效方》疗化面方：

真珠屑、光明砂（并别熟研）。冬瓜、杏仁各二两（亦研），水银四两。以四五重帛练袋子贮之。铜铛中醋浆微火煮之，一宿一日，堪用。取水银和面脂，熟研使消，乃合珠屑、砂，并瓜子末，更合调，然后敷面。

又，疗人面无光润，黑皯[2]及皱，常敷面脂。方：

细辛、葳蕤、黄芪、薯蓣、白附子、辛夷、芎䓖、白芷各一两，栝蒌、木兰皮各一分，成炼猪脂二升。十一物，切之，以绵裹，用少酒渍之一宿，纳猪脂煎之，七上七下。别出一片白芷，纳煎，候白芷黄色成，去滓，绞，用汁以敷面。千金不传。此膏亦疗金疮，并吐血。

疗人皯，令人面皮薄如蕣[3]华。方：

鹿角尖（取实白处，于平石上以磨之，稍浓取一大合），干姜一大两。捣，密绢筛，和鹿角汁，搅使调匀。每夜先以暖浆水洗面，软帛拭之，以白蜜涂面，以手拍，使蜜尽，手指不粘为尽，然后涂药，平旦还以暖浆水洗。二三七日，颜色惊人。涂药不见风日，慎之。

又，面上暴生皯方：

生杏仁，去皮，捣，以鸡子白和如煎饼面，入夜洗面，干，涂之，且以水洗之，立愈。姚方云：经宿拭去。

面上皯𪒟子、化面并疗，仍得光润皮急。方：

土瓜根，捣筛，以浆水和，令调匀，入夜浆水以洗面，涂药。旦复洗之，百日光华射人，夫妻不相识。

《葛氏》服药取白。方：

取三树桃花，阴干，末之。食前服方寸匕，日三。姚云：并细腰身。

又方，白瓜子中仁五分，白杨皮二分，桃花四分。捣，末，食后服方寸匕，日三。欲白，加瓜子；欲赤，加桃花。三十日面白，五十日手足俱白。又一方，有橘皮三分，无杨皮。

又方，女苑三分，铅丹一分。末，以醋浆服一刀圭，日三服。十日大便黑，十八十九日如漆，二十一日全白。便止，过此太白。其年过三十，难复疗。服药忌五辛。

又方，朱丹五两，桃花三两，末。井朝水服方寸匕，日三服。十日知，二十日太白，小便当出黑汁。

又方，白松脂十分，干地黄九分，干漆五分，熬，附子一分炮，桂心二分。捣下筛，蜜丸，服十丸，日三。诸虫悉出，便肥白。

又方，干姜、桂、甘草分等。末之，且以生鸡子一枚，纳一升酒中搅，温，以服方寸匕。十日知，一月白光润。

又方，去黑。

羊胆、猪胰、细辛等分。煎三沸，涂面，旦醋浆洗之。

又方，茯苓、白石脂分等。蜜和，涂之，日三度。

服一种药，一月即得肥白。方：

大豆黄炒，舂如作酱滓。取纯黄一大升，捣筛，炼猪脂和令熟，丸。酒服二十丸，日再，渐加至三四十丸。服尽五升，不出一月，即大能食，肥白，试用之。

疗人须鬓秃落不生长。方：

麻子仁三升，秦椒二合，置泔汁中一宿，去滓，日一沐，一月长二尺也。

又方，蔓荆子三分，附子二枚（碎）。酒七升，合和器中。封二七日，泽沐，十日长一尺。勿近面上，恐有毛生。

又方，桑白皮，锉三二升，以水淹，煮五六沸，去滓。以洗须鬓，数数为之，即自不落。

又方，麻子仁三升，白桐叶一把，米泔煮五六沸，去滓。以洗之，数之则长。

又方，东行桑根长三尺，中央当甑饭上蒸之，承取两头汁，以涂须鬓，则立愈。

疗须鬓黄方：

烧梧桐灰，乳汁和，以涂肤及须鬓，佳。

染发须，白令黑方：

醋浆煮豆漆之，黑如漆色。

又方，先洗须发令净，取石灰、胡粉分等，浆和温，夕卧涂讫。用油衣包裹，明日洗去，便黑，大佳。

又，拔白毛，令黑毛生方：

拔去白毛，以好白蜜敷孔中，即生黑毛。眉中无毛，亦针挑伤敷蜜，亦毛生。比见诸人水取石子，研丁香汁，拔讫，急手敷孔中，亦即生黑毛。此法大神验。

若头风白屑，检风条中方，脂泽等方，在此篇末。

姚方，疗鼾。

白蜜和茯苓，涂上。满七日，即愈。

又，疗面胡粉刺方：

捣生菟丝，绞取汁，涂之。不过三五上。

又，黑面方：

牯羊胆、牛胆，淳酒三升，合煮三沸，以涂面，良。

面上恶疮方：

黄连、黄檗、胡粉各五两。下筛，以粉面上疮。疮方并出本条中，患宜检用之。

《葛氏》疗身体及腋下狐臭。方：

正旦以小便洗腋下，即不臭。姚云：大神验。

又方，烧好矾石，作末，绢囊贮。常以粉腋下。又，用马齿矾石，烧令汁尽，粉之，即瘥。

又方，青木香二两，附子一两，石灰一两。细末，着粉腋中。汁出，即粉之。姚方：有矾石半两，烧。

又方，炊饭及热丸，以拭腋下臭。仍与犬食之，七日一如此，即瘥。

又方，煮两鸡子熟，去壳皮。各纳腋下，冷，弃三路口，勿反顾，三为之，良。

姚方，取牛脂、胡粉，合椒以涂腋下，一宿即愈。可三两度作之，则永瘥。

又，两腋下及手足掌、阴下股里，常汗湿致臭。方：

干枸杞根、干畜根、甘草半两，干商陆、胡粉、滑石各一两。六物，以苦酒和，涂腋下，当汁出，易衣更涂，不过三敷，便愈。或更发，复涂之。不可多敷，伤人腋，余处亦涂之。

若股内阴下，常湿且臭，或作疮者，方：

但以胡粉一分，粉之，即瘥。常用验方：

《隐居效方》疗胡臭。

鸡舌、藿香、青木香、胡粉各二两。为散，纳腋下，绵裹之，常作，瘥。

令人香方：

白芷、薰草、杜若、杜衡、藁本分等。蜜丸为丸，但旦服三丸，暮服四丸。二十日足下悉香，云大神验。

又方，瓜子、芎䓖、藁本、当归、杜蘅、细辛各二分，白芷、桂各五分。捣下，食后服方寸匕，日三服。五日，口香。一十日，肉中皆香。神良。

《小品》又方：

甘草、松树根及皮、大枣、甜瓜子。四物，分等，末，服方寸匕，日三。二十日觉效，五十日身体并香，百日衣服床帏皆香。姚同。

疗人心孔昏塞，多忘喜卧。

七月七日，取蜘蛛网著领中，勿令人知，则永不忘也。姚方同。

又方，丁酉日，密自至市买远志，着巾角中还，末服之，勿令人知。姚同。

又方，丙午日，取鳖甲着衣带上，良。

又方，取牛、马、猪、鸡心，干之，末，向日酒服方寸匕，日三。问一知十。

孔子大圣智枕中方，已出在第九卷。姚同。

又方，茯苓、茯神、人参五分，远志七分，菖蒲二分。末，服方寸匕，日三夜一服。

又方，商陆花，阴干一百日，捣末，暮水服方寸匕。暮卧思念所欲知事，即于眠中醒悟。

又方，上党人参半斤，七月七日麻教一升，合捣，蒸使气尽遍，服一刀圭，暮卧，逆知未然之事。

疗人嗜眠喜睡方：

马头骨，烧作灰，末，服方寸匕，日三夜一。

又方，公鼠目一双，烧作屑，鱼膏和，注目外眦，则不肯眠。兼取两目绛囊裹带。

又方，麻黄、木香各五分，甘草三分。日中南捣，末，服一方寸匕，日三。姚方，人不忘。

菖蒲三分，茯苓五分，伏神、人参各五分，远志七分，末，服方寸匕，日三夜一，五日则知，神良。

《传用方》头不光泽，腊泽饰发。方：

青木香、白芷、零陵香、甘松香、泽兰各一分。用绵裹，酒渍再宿，纳油里煎再宿，加腊泽斟量硬软，即火急煎。着少许胡粉、胭脂讫，又缓火煎令粘极，去滓，作梃，以饰发，神良。

作香泽涂发方：

依腊泽药，内渍油里煎。即用涂发，亦绵裹，煎之。

作手脂法。

猪胰一具，白芷、桃仁（碎）各一两，辛夷各二分，冬瓜仁二分，细辛半分，黄瓜、栝蒌人各三分。以油一大升，煮白芷等二三沸，去滓。挼猪胰取尽，乃纳冬瓜、桃仁，末，合和之，膏成，以涂手掌，即光。

荜豆香藻法。

荜豆一升，白附、芎䓖、白芍药、水栝蒌、商陆、桃仁、冬瓜仁各二两。捣筛，和合。先用水洗手面，然后敷药粉饰之也。

六味薰衣香方：

沉香一片，麝香一两，苏合香（蜜涂微火炙，少令变色），白胶香一两，捣沉香（令破如大豆粒），丁香一两（亦别捣，令作三两段）。捣余香讫，蜜和为柱，烧之。若薰衣，着半两许。又，藿香一两，佳。

《葛氏》既有膏敷面染发等方，故疏脂泽等法，亦粉饰之所要云。

发生方：

蔓荆子三分，附子二枚（生用，并碎之），二物以酒七升和纳瓷器中，封闭经二七日，药成。先以灰汁净洗须发，痛拭干。取乌鸡脂揩，一日三遍，凡经七日。然后以药涂，日三四遍。四十日长一尺，余处则勿涂。

校注

①粗陋：为粗贱丑陋；粗糙简陋。

②皯（gǎn）：脸生的黑斑。

③蕣（shùn）：木槿树花。

④黡子（yǎn zǐ）：是指黑痣，出自《史记·高祖本纪》。

肘后备急方　卷七

治为熊虎爪牙所伤毒痛方第五十三

葛氏方：

烧青布，以熏疮口，毒即出。仍煮葛根令浓，以洗疮。捣干葛根，末，以煮葛根汁。服方寸匕，日五夜一，则佳。

又方，嚼粟，涂之。姚同。

又，煮生铁令有味，以洗疮上。姚同。

凡猛兽毒虫，皆受人禁气，将入山草，宜先禁之。其经术云。

到山下先闭气三十五息，存神仙将虎来到吾前。乃存吾肺中，有白帝出，把虎两目，塞吾下部。又，乃吐肺气，白通冠一山林之上，于是良久。又，闭气三十五息，两手捻都监目作三步，步皆以右足在前，乃止。祝曰：李耳，李耳，图汝非李耳耶！汝盗黄帝之犬，黄帝教我问汝，汝答之云何。毕，便行，一山之虎不可得见。若逢之者，目向立，大张左手五指，侧之极势，跳手上下三度，于跳中大唤：咄，虎！北斗君汝去。虎即走。止宿亦先四向如此。又烧牛、羊角，虎亦不敢近人。又，捣雄黄、紫石，缝囊贮而带之。

治卒有猘犬所咬毒方第五十四

疗猘犬[①]咬人方：

先嗍却恶血，灸疮中十壮，明日以去。日灸一壮，满百乃止。姚云：忌酒。

又云：地榆根，末，服方寸匕，日一二。亦末敷疮上。生根，捣敷，佳。

又方，刮虎牙若虎骨，服一匕。已发如猘犬者，服此药，即瘥。姚同。

又方，仍杀所咬犬，取脑敷之，后不复发。

又方，捣薤汁，敷之。又饮一升，日三，疮乃瘥。

又方，末矾石，纳疮中裹之。止疮不坏，速愈，神妙。

又方，头发、猬皮，烧末，水和，饮一杯。若或已目赤口噤者，折齿下之。姚云：二物等分。

又方，捣地黄汁，饮之。并以涂疮，过百度止。

又方，末干姜，常服，并以纳疮中。

凡猘犬咬人，七日一发，过三七日不发，则脱也。要过百日，乃为大免耳。

每到七日，辄当饮薤汁三二升。又，当终身禁食犬肉、蚕蛹。食此发则不可救矣。疮未瘥之间，亦忌生物、诸肥腻及冷，但于饭下蒸鱼，及就腻气中食便发。不宜饮酒，能过一年，乃佳。

若重发疗方：

生食蟾蜍鲙，绝良验。姚同。亦可烧炙食之，不必令其人知。初得啮便为之，则后不发。姚剥作鲙，吞蒜齑下。

又方，捣姜根汁，饮之，即瘥。

又方，服蔓菁汁，亦佳。

又，凡犬咬人。

取灶中热灰，以粉疮，敷之。姚同。

又方，火炙蜡，以灌疮中。姚同。

又方，以头垢少少纳疮中。以热牛屎涂之，佳。姚同。

又方，挼蓼，以敷疮上。

又方，干姜末，服二匕。姜汁服半升，亦良。

又方，但依猘犬法，弥佳。烧蟾蜍，及末矾石，敷之，尤佳。

得犬啮者难疗，凡犬食马肉生狂，方：

及寻常忽鼻头燥，眼赤不食，避人藏身，皆欲发狂。便宜枸杞汁煮糜饲之，即不狂。若不肯食糜，以盐伺鼻，便忽涂其鼻，既舐[2]之则欲食矣，神验。

校注

①猘（zhì）犬：疯狗。

③舐（shì）：指以舌舔物。

治卒毒及狐溺棘所毒方第五十五

马嚼人作疮，有毒，肿热疼痛方：

刺鸡冠血，沥着疮中三下。若驳马用雌鸡，草马用雄鸡。姚同。

又方，灸疮及肿上，瘥。

若疮久不瘥者。

马鞭梢长二寸，鼠屎二七枚。烧末，膏和，敷之，效。

又方，以妇人月经敷上，最良。姚云：神效。

人体上先有疮而乘马，马汗若马毛入疮中，或但为马气所蒸，皆致肿痛烦热，入腹则杀人。

烧马鞭皮，末，以膏和，敷上。

又方，多饮淳酒，取醉，即愈。

又，剥死马，马骨伤人手，毒攻欲死方：

便取死马腹中屎，涂之，即瘥。姚同。

又方，以手纳女人阴中，即愈。有胎者不可，令胎堕。

狐尿棘刺刺人，肿痛欲死方：

破鸡拓之，即瘥。

又方，以热桑灰汁渍，冷复易，取愈。

《小品方》以热蜡着疮中，又烟熏之，令汁出，即便愈。

此狐所尿之木，犹如蛇祇也。此下有鱼骨伤人。

治卒青蛙蝮虺众蛇所螫方第五十六

《葛氏》竹中青蜂螫人方：

雄黄、麝香、干姜分等。捣筛，以射罔和之。着小竹管，带之行。急便用敷疮，兼众蛇虺毒之，神良。

又方，破乌鸡，热敷之。

蛇绿色，喜绿树及竹上。大者不过四五尺，皆呼为青条蛇，人中，立死。

葛氏，毒蛇螫人方：

急掘作坑，以埋疮处。坚筑其上，毒即入土中，须臾痛缓，乃出。

《徐王》治蛇毒方：

用捣地榆根，绞取汁饮，兼以渍疮。

又方，捣小蒜，饮汁。以滓敷疮上。

又方，猪耳垢着疮中，牛耳中垢亦可用之，良。

又方，嚼盐唾上讫，灸三。复嚼盐，唾之疮上。

又方，捣薤敷之。

又方，烧蜈蚣，末，以敷疮上。

又方，先以无节竹筒着疮上，熔蜡及蜜等分，灌筒中。无蜜，单蜡亦通。

又方，急且尿疮中，乃拔向日闭气三步，以刀掘地，作小坎。以热汤沃坎中，泥作丸如梧子大，服之。并以少泥泥之疮上，佳。

又方，桂心、栝蒌分等，为末。用小竹筒密塞之以带行，卒为蝮蛇咬，即敷之。此药疗诸蛇毒，塞不密，则气歇不中用。

一切蛇毒。

急灸疮三五壮，则众毒不能行。

蛇毒。

捣鬼针草，敷上，即定。

又方，荆叶，袋贮，敷疮肿上。

又方，以射罔涂肿上，血出，乃瘥。

又方，以合口椒并叶，捣敷之，无不止。

又方，切药刀，烧赤，烙之。

治蛇疮败蛇骨刺人入口绕身诸方第五十七

《葛氏》凡蛇疮未愈，禁热食，食便发，疗之依初螫人法。

蛇螫人，九窍皆血出方：

取虻虫，初食牛马血，腹满者，二七枚，烧，服之。

此上地疮败及洪肿法方：

蛇螫人，牙折入肉中，痛不可堪，方：

取虾蟆肝以敷上，立出。

又方，先密取荇叶，当其上穿，勿令人见，以再覆疮口上，一时着叶，当上穿，穿即折牙出也。

蛇骨刺人毒痛方：

以铁精如大豆者，以管吹疮内。姚同。

又方，烧死鼠，捣，敷之疮上。

蛇螫人，疮已合而余毒在肉中淫淫痛痒，方：

取大小蒜各一升，合捣，热汤淋取汁，灌疮中。姚同。

蛇卒绕人不解，方：

以热汤淋，即解。亦可令就尿之。

蛇入人口中不出，方：

艾灸蛇尾，即出。若无火，以刀周匝割蛇尾，截令皮断，乃将皮倒脱，即出。《小品》同之。

七八月中，诸蛇毒旺，不得泄，皆啮草木，即枯死，名为蛇蚳。

此物伤人甚于蛇螫，即依蛇之螫法疗之。

治卒入山草禁辟众蛇药术方第五十八

辟众蛇方：

同前姚氏仙人入山草法。

辟蛇之药虽多，唯以武都雄黄为上。带一块（石称五两）于肘间，则诸蛇毒莫敢犯。他人中者，便磨以疗之。

又，带五蛄黄丸，良。丸有蜈蚣，故方在于备急中。此下有禁法云：不受而行，则无验。

中蛇毒勿渡水，渡水则痛甚于初螫。亦当先存想作大蜈蚣，在前已随后渡。若乘船渡，不作法，杀人。

入山并不得呼作蛇，皆唤为蛇。中之者，弥宜勿误。

辟蛇法。

到处烧公羊角，令有烟出，蛇则去矣。

治卒蜈蚣蜘蛛所螫方第五十九

《葛氏方》。

割鸡冠血涂之。

又方，以盐缄疮上，即愈。云蜈蚣去远者，即不复得。

又方，盐热，渍之。

又方，嚼大蒜若小蒜，或桑树白汁，涂之。亦以麻履底土，揩之，良。

蜈蚣甚啮人，其毒殊轻于蜂。当时小痛而易歇。蜘蛛毒。

生铁衣，醋研，取浓汁，涂之。

又，乌麻油和胡粉，敷上，干复易，取瘥。取羊桃叶，敷之，立愈。

治卒虿螫方第六十

以玉壶丸及五蛄丸涂其上，并得。其方在备急丸散方中。

又方，取屋霤[①]下土，水和敷之。

校注

①霤（liù）：屋檐滴水的地方。檐溜。

治卒蜂所螫方第六十一

蜂螫人。

取人尿洗之。

又方，谷树、桑树白汁涂之，并佳。

又方，刮齿垢涂之。又，破蜘蛛。又，煮蜂房涂之。烧牛角灰，苦酒和涂之。又，断葫揩之。又，嚼青蒿敷之。

治卒蝎所螫方第六十二

蝎螫人。

温汤渍之。

又方，挼马苋、大蒜，又嚼干姜涂之，佳。

姚方：以冷水渍螫处，即不痛。水微暖，便痛，即易水。又，以冷渍故布搨之，数易。

《新效方》蜀葵花、石榴花、艾心分等。并五月五日午时取，阴干，合捣，和水涂之螫处，立定。二花未定，又鬼针草挼汁，敷之，立瘥。

又，黄丹醋涂之。

又，生乌头，末，唾，敷之。嚼干姜涂之。

又，射罔封之，温酒渍之，即愈。

治中蛊毒方第六十三

《葛氏方》疗蛊毒下血方：

羖羊皮方三寸（得败鼓亦好），蘘荷叶、苦参、黄连、当归各二两。水七升，煮二升，分三服。一方加犀角、升麻各三两。无蘘荷根，用茜根四两代之，佳。

人有养畜蛊以病人，其诊法。

中蛊令人心腹切痛，如有物啮，或吐下血，不即疗之，食人五藏则死矣。欲知蛊与非蛊，当令病人唾水中，沉者是，浮者非。《小品》、姚并同。

欲知蛊毒主姓名方：

取鼓皮少少，烧末饮病人。病人须臾自当呼蛊主姓名，可语便去，则便愈。亦有蛇蜒合作蛊毒，着饮食中，使人得瘕病。此一种积年乃死，疗之各自有药。

又，蘘荷叶，密着病人卧席下，其病人即自呼蛊主姓名也。

疗中蛊毒吐血或下血，皆如烂肝。方：

茜草根、蘘荷根各三两，㕮咀，以水四升，煮取二升，去滓。适寒温，顿服，即愈。又自当呼蛊主姓名。茜草即染绛草也。《小品》并姚方同也。

又方，巴豆一枚（去心，皮，熬），豉三粒，釜底墨方寸匕，合捣为三丸。一丸当下毒，不可者，更服一丸，即下。

又方，盐一升，淳苦酒和，一服立吐，即愈。《小品》同。支方，苦酒一升，煮令消，服，愈。

又方，取蚯蚓十四枚，以苦酒三升渍之，蚓死，但服其汁。已死者，皆可活。

又方，苦瓠一枚，水二升，煮取一升，服。立即吐，愈。《小品》同。支方，用苦酒一升，煮令消，服，神验。

又方，皂荚三梃，炙，去皮、子，酒五升，渍一宿，去滓，分三服。《小品》同。

疗饮中蛊毒，令人腹内坚痛，面目青黄，淋露骨立，病变无常。方：

取铁精，捣之，细筛，又别捣乌鸡肝以和之，丸如梧子大，服三丸。甚者不过十日，微者即愈。别有铁精方：

又方，猪肝一具，蜜一升，共煎之令熟，分为二十服。秘方。《小品》同。支方分作丸，亦得。

又方，取枣木心，锉，得一斛，着釜中淹之，令上有三寸水，煮取二斗，澄取清，微火煎，得五升，宿勿食，旦服五合，则吐蛊毒出。《小品》、姚同之。

又方，雄黄、丹砂、藜芦各一两。捣，末，旦以井华水，服一刀圭，当下吐蛊虫出。

又方，隐葱草汁，饮一二升。此草桔梗苗，人皆食之。

治蛊已食下部，肚尽肠穿者。

取长股虾蟆（青背）一枚，鸡骨（支方一分），烧为灰，合，纳下部令深入。《小品》同。支方屡用大验。姚方亦同。

又方，以猪胆沥纳下部中，以绵深导，内塞之。

又方，五蛊黄丸，最为疗蛊之要，其方在备急条中。

复有自然飞蛊，状如鬼气者，难。

此诸种得真犀、麝香、雄黄，为良药，人带此于身，亦预防之。

《姚氏》疗中蛊下血如鸡肝，出石余，四脏悉坏，唯心未毁，或鼻破待死。方：

末桔梗，酒服一匕，日一二。葛氏方也。

支太医，有十数传用方：

取马兜零根，捣，末，水服方寸匕，随吐则出，极神验。此物苗似葛蔓，缘柴生，子似橘子。

凡畏已中蛊，欲服甘草汁，宜生煮服之，当吐疾出。若平生预服防蛊毒者，宜熟炙煮服，即内消，不令吐，神验。

又方，甘草，炙，每含咽汁。若因食中蛊反毒，即自吐出，极良。常含咽之，永不虑药及蛊毒也。

又，有解百毒散，在后药毒条中。亦疗方：

桑白汁一合，服之，须臾吐利，蛊出。

席辩刺史传效二方，云并试用神验。

斑蝥虫四枚（去足翅，炙）、桃皮（五月初五采取，去黑皮，阴干）、大戟。凡三物，并捣，别筛，取斑蝥一分，桃皮、大戟各二分，合和枣核大，以米清饮服之讫，吐出蛊。一服不瘥，十日更一服，瘥。此蛊洪州最多，老媪解疗，一人得缣二十疋。秘方不可传。其子孙犯法，黄花公若于则为都督，因以得之流传，老媪不复得缣。席云：已瘥十余人也。

又方，羖羊皮方寸匕，蘘荷根四两，苦参、黄连各二两，当归、犀角、升麻各三两。七物，以水九升，煮取三升，分三服，蛊即出。席云：曾与一人服，应时吐蜂儿数升，即瘥。此是姚大夫方：

治卒中溪毒方第六十四

姚氏，中水毒秘方：

取水萍曝干，以酒服方寸匕，瘥止。

又云，中水病，手足指冷，即是。若暖，非也。其冷或一寸，极或竟指。未过肘膝一寸浅，至于肘膝为剧。

《葛氏》水毒中人，一名中溪，一名中洒（东人呼为蘛骇切），一名水病，似射工而无物。其诊法。

初得之恶寒，头微痛，目注疼，心中烦懊，四肢振淅，骨节皆强，筋急，但欲睡，旦醒暮剧。手逆冷，三日则复生虫，食下疮，不痛不痒、不冷人觉，视之乃知。不即疗，过六七日，下部脓溃，虫食五脏，热极烦毒，注下不禁。八九日，良医不能疗。觉得，急当深视下部。若有疮，正赤如截肉者，为阳毒，最急。若疮如蠡鱼齿者，为阴毒，犹小缓。要皆杀人，不过二十日。欲知是中水毒，当作数升汤，以小蒜五寸，㕮咀，投汤中，莫令大热，热即无力，捩去滓，适寒温以浴。若身体发赤斑文者，又无异证，当以他病疗之也。

病中水毒方：

取梅若桃叶，捣，绞汁三升许，以少水解为饮之。姚云：小儿不能饮，以汁敷乳头与之。

又方，常思草，捣绞，饮汁一二升，并以绵染寸中，以导下部，日三过，即瘥。

又方，捣蓝青汁，以少水和涂之，头面身体令匝。

又方，取梨叶一把，熟捣，以酒一杯和绞，服之，不过三。

又方，取蛇莓草根，捣作末，服之。并以导下部，亦可饮汁一二升。夏月常行，欲入水浴，先以少末投水中流，更无所畏。又辟射工，家中虽以器贮水浴，亦宜少末投水中，大佳。

今东闲诸山县，无不病溪毒。春月皆得，亦如伤寒，呼为溪温，未必是射工辈。亦尽患疮痢，但寒热烦疼不解，便致死耳。方家用药与伤寒温疾相似，令施其单法。

五加根，烧末，酒若浆水饮之。荆叶汁，佳。千金不传，秘之。

又方，密取蓼，捣汁，饮一二合，又以涂身令周匝。

取牛膝茎一把，水酒共一杯，渍。绞取汁饮之，日三。雄牛膝，茎紫色者是也。

若下部生疮，已决洞者。

秫米一升，盐五升，水一石，煮作糜，坐中，即瘥。

又方，桃皮、叶，熟捣，水渍令浓，去滓，着盆中坐渍之，有虫出。

又方，皂荚，烧、末，绵裹导之，亦佳。

又，服牡丹方寸匕，日三服。

治卒中射工水弩毒方第六十五

江南有射工毒虫，一名短狐，一名蜮，常在山间水中，人行及水浴，此虫口中横骨角弩，唧以射人形影则病，其诊法。

初得或如伤寒，或似中恶，或口不能语，或恶寒热，四肢拘急，旦可暮剧。困者三日，齿间血出，不疗即死。其中人有四种，初觉则遍身体视之。其一种正黑如墨子，而绕四边□□□犯之如刺状。其一种作疮，疮久即穿陷。一种突起如石□□□。其一种如火灼人肉，熛起作疮。此种最急，并皆杀人。居□□□地，天大雨，或逐人行潦流入人家而射人。又当养鹅鸭，□□□食，人行将纯白鹅以辟之。白鸭亦善。带好生犀角，佳也。若见身中有此四种疮处，便急疗之。

急周绕遍，去此疮边一寸，辄炙一处百壮，疮亦百壮，则愈。

又方，赤苋茎、叶，捣，绞取汁，饮之，以滓敷之。姚云：服七合，日四五服。

又方，葫蒜，令敷以搨疮上，灸蒜上千壮，瘥。

又方，白鸡矢白者二枚，以小饧和调，以涂疮上。

又方，鼠妇虫、豉各七合，巴豆三枚（去心）。合猪脂，但以此药涂之。

又方，取水上浮走豉母虫一枚，置口中，便瘥。云：此虫正黑如大豆，浮水上相游者。

又方，取皂荚一梃，尺二者，槌碎，苦酒一升，煎如饴，去滓，敷之痛处，瘥。

又方，马齿苋，捣，饮汁一升，滓敷疮上，日四五遍，则良验。

又方，升麻、乌翣各二两，水三升，煮取一升，尽服之。滓敷疮上，不瘥，更作。姚同，更加犀角二两。

云：此虫含沙射人影便病，欲渡水，先以石投之。口边角弩发矢，言口息两角能屈伸，冬月则蛰。有一长角横在口前，弩檐临其角端，曲如上弩，以气为矢，用水势以射人。人中之，便不能语，余状如葛氏所说。

治卒中沙虱毒方第六十六

山水间多有沙虱，甚细，略不可见，人入水浴，及以水澡浴，此虫在水中着人身，及阴天雨行草中亦着人，便钻入皮里。其诊法。

初得之，皮上正赤，如小豆、黍米、粟粒，以手摩赤上，痛如刺。三日之后，令百节强，疼痛寒热，赤上发疮。此虫渐入至骨，则杀人。自有山涧浴毕，当以布拭身数遍，以故帛拭之一度，乃敷粉之也。

又，疗沙虱毒方：

以大蒜十片，着热灰中，温之令热。断蒜，及热拄疮上，尽十片，复以艾灸疮上，七壮则良。

又方，斑蝥二枚，熬一枚，末，服之；烧一枚，令绝烟，末，以敷疮上，即瘥。又，以射罔敷之，佳。

又方，生麝香、大蒜，合捣，以羊脂和，着小筒子中，带之行。今东间水无不有此。浴竟中拭，爍爍如芒毛针刺，熟看，见则以竹叶抄挑去之。

比见岭南人，初有此者，即以茅叶茗茗刮去，及小伤皮则为佳，仍数涂苦苣菜汁，佳。

已深者，针挑取虫子，正如疥虫，着爪上映光方见行动也。若挑得，便就上灸三四壮，则虫死病除。

若觉犹惛惛，见是其毒太深，便应依土俗作方术拂出，乃用诸汤药以浴，皆一二升出都尽乃止。亦依此方并杂治中溪毒及射工法急救，七日中宜瘥。不尔，则仍有飞虫□□□，啖人心脏，便死，慎不可轻。

治卒服药过剂烦闷方第六十七

服药过剂烦闷，及中毒多烦闷欲死。方：

刮东壁土少少，以水一二升和，饮之，良。

又方，于屋溜下作坎，方二尺，深三尺，以水七升，灌坎中，以物扬之，令沫出，取一升饮之。未解更作。

又方，捣蓝，取汁服数升。无蓝，只洗青绢取汁饮，亦得。

服药失度，心中苦烦。方：

饮生葛根汁，大良。无生者，干葛为末，水服五合，亦可煮服之。

又方，吞鸡子黄数枚，即愈。不瘥，更作。

服石药过剂者。

白鸭屎，末，和水调服之，瘥。

又方，大黄三两，芒硝二两，生地黄汁五升。煮取三升，分三服，得下便愈。

若卒服药，吐不止者。

饮新汲水一升，即止。

若药中有巴豆，下痢不止，方：

末干姜、黄连，服方寸匕，瘥。

又方，煮豆汁一升，服之，瘥。

治卒中诸药毒救解方第六十八

治食野葛已死方：

以物开口，取鸡子三枚，和以吞之，须臾吐野葛出。

又方，温猪脂一升，饮之。

又方，取生鸭就口断鸭头，以血沥口中，入咽则活。若口不可开者，取大竹筒洞节，以头注其胁，取冷水竹筒中。数易水，须臾口开，则可得下药。若人多者，两胁及脐中各与筒，甚佳。

又方，多饮甘草汁，佳。

姚方：中诸毒药，及野葛已死方：

新小便，和人屎，绞取汁一升，顿服，入腹即活。解诸毒，无过此汁。

中鸩毒已死者。

粉三合，水三升，和饮之。口噤，以竹管强开，灌之。

中射罔毒。

蓝汁、大豆、猪犬血，并解之。

中狼毒毒。

以蓝汁解之。

中狼葵毒。

以葵根汁解之。

中藜芦毒。

以雄黄、葱汁，并可解之。

中踯躅毒。

以栀子汁解之。

中巴豆毒。

黄连、小豆、藿汁、大豆汁，并可解之。

中雄黄毒。

以防己汁解之。

中蜀椒毒，中蜈蚣毒。

二毒，桑汁煮桑根汁，并解之。

中矾石毒。

以大豆汁解之。

中芫花毒。

以防风、甘草、桂，并解之。

中半夏毒。

以生姜汁、干姜，并解之。

中附子、乌头毒。

大豆汁、远志汁，并可解之。

中杏仁毒。

以蓝子汁解之。

食金已死者。

取鸡屎半升，水淋得一升，饮之，日三服。

又方，吞水银二两，即裹金出，少者一两亦足。

姚云：一服一两，三度服之。扶坐与之，令入腹，即活。

又方，鸭血及鸡子，亦解之。

今取一种，而兼解众毒。

取甘草，㕮咀，浓煮，多饮其汁，并多食葱中涕，并佳。

又方，煮大豆，令湧，多饮其汁。无大豆，豉亦佳。

又方，蓝青蓝子，亦通解诸毒，常预蓄之。

又方，煮荠苨，令浓，饮一二升，秘方。卒无可煮，嚼食之，亦可作散服之。此药在诸药中，诸药则皆验。

又方，凡煮此药汁解毒者，不可热饮之，诸毒得热更甚，宜使小冷，为良。

席辩刺史云：岭南俚人，毒皆因食得之。多不即觉，渐不能食，或更心中渐胀，并背急闷，先寒似瘴。

微觉，即急取一片白银含之，一宿银变色，即是药也。银青是蓝药，银黄赤是菌药。久久者，入眼，眼或青，或黄赤，青是蓝药，黄赤是菌药。俚人有解疗者，畏人得知，在外预，言三百牛药，或云三百两银药。余久任，以首领亲狎，知其药，常用。俚人不识《本草》，乃妄言之，其方并如后也。

初得俚人毒药，且令定。方：

生姜四两，甘草三两（炙），切。以水六升，煮取二升。且服三服，服讫，然后觅药疗之。

疗方：

常山四两（切），白盐四钱，以水一斗，渍一宿，以月尽日渍。月一日五更，以土釜煮，勿令奴婢、鸡犬见，煮取二升，旦分再服，服了，少时即吐，以铜器贮取。若青色，以杖举，五尺不断者，即药未尽，二日后更一剂。席辩曾饮酒得药，月余始觉，首领梁坟将土常山与治，呼为一百头牛药，服之即瘥。瘥后二十日，慎毒食，唯有煮饭食之。前后得瘥凡九人。

又方，黄藤十两（岭南皆有），切，以水一斗，煮取二升，分三服，服讫，毒药内消。若防己，俚人药常服此藤，纵得，自然不发。席云：常服之，利小便，亦疗数人。

又方，都淋藤十两，岭南皆有，土人悉知，俚人呼为三百两银。其叶细长，有三尺微藤，生切，以水一斗，和酒二升，煮取三升，分三服，服讫，毒药并逐小便出，十日慎毒食。不瘥，更服之，即愈。

又方，干蓝实四两，白花藤四两（出雟州[①]者上，不得取野葛同生者）。切，以水七升，酒一升，煮取半，空腹顿服之，少闷勿怪。单干蓝捣末，顿服之，亦瘥。

又，疗腹内诸毒。

都淋藤二两，长三寸，并细锉，酒三升，合安罂中，密封。以糠火烧四边，烧令三沸，待冷出，温服。常令有酒色，亦无所忌，大效。

若不获已，食俚人食者。

先取甘草一寸，炙之后，熟嚼吞之。若食着毒药即吐，便是得药。依前法疗之。席辩云：常囊贮甘草十片以自防。

校注

①雟（xi）州：是唐朝古州名，今四川西昌。

治食中诸毒方第六十九

蜀椒闭口者有毒，戟人咽，气便欲绝，又令人吐白沫。

多饮桂汁若冷水一二升，及多食大蒜，即便愈。慎不可饮热，杀人。比见在中椒毒，含蒜及荠苨，瘥。

钩吻叶与芥相似，误食之杀人。方：

荠苨八两，水六升，煮取三升，服五合，日五服。又云：此非钓吻。

食诸菜中毒，发狂烦闷，吐下欲死。方：

取鸡屎烧末，服方寸匕。不解，更服。

又，煮葛根，饮汁。

莨菪①毒。

煮甘草汁，捣蓝汁饮，并良。

苦瓠毒。

煮黍穰令浓，饮汁数升，佳。

食马肝中毒。

取牡鼠屎二七枚，两头尖者是，水和饮之。未解者，更作。

食六畜鸟兽。

幞头垢一钱匕。《小品》云：起死人。

又，饮豉汁数升，良。

凡物肝脏自不可轻啖，自死者，弥勿食之。生食肝中毒。

捣附子末，服一刀圭，日三服。

肉有箭毒。

以蓝汁、大豆，解射罔毒。

食郁肉，谓在蜜器中经宿者，及漏脯，茅屋汁霑[2]脯为漏脯，此前并有毒。

烧人屎，末，酒服方寸匕。

又方，捣薤汁，服二三升，各连取，以少水和之。

食黍米中藏脯中毒，方：

此是郁脯，煮大豆一沸，饮汁数升，即解。兼解诸肉，漏毒。

食自死六畜诸肉中毒，方：

黄檗，末，服方寸匕。未解者，数服。

六畜自死，皆是遭疫。有毒，食之洞下，亦致坚积，并宜以痢丸下之。

食鱼中毒。

浓煮橘皮，饮汁。《小品》云：冬瓜汁最验。

食猪肉遇冷不消，必成虫症，下之。方：

大黄、朴硝各一两（芒硝亦佳），煮取一升，尽服之。若不消，并皮研杏子汤三升，和，三服。吐出，神验。

食牛肉中毒。

煮甘草，饮汁一二升。

食马肉，洞下欲死者。

豉二百粒，杏子二十枚，㕮咀，蒸之五升饭下，熟，合捣之，再朝服，令尽。

此牛马，皆谓病死者耳。

食鲈鱼肝，及鯸鮧[3]鱼中毒。

锉芦根，煮汁，饮一二升，良。

解毒：

浓煮香苏，饮汁一升。

饮食不知是何毒。

依前，甘草、荠苨通疗此毒，皆可以救之。

食菹菜误吞水蛭，蛭啖脏血，肠痛，渐黄瘦者。

饮牛羊热血一二升许，经一宿，便暖猪脂一升，饮之，便下蛭。

食菌遇毒死方：

绞人屎汁，饮一升，即活。服诸吐痢丸，亦佳。

又，掘地作土浆，服二三升，则良。

误食野芋，欲死，疗同菌法。

凡种芋三年不取，亦成野芋，即杀人也。

校注

①莨菪（làng dàng）：多年生草本植物。多生于山野，茎高约一米，叶互生，椭圆形，花淡紫色。根、茎和叶子可作药用，有镇痉、止痛的功效。

②霑（zhān）：同“沾”，浸湿；浸润。

③鯸鮧（hóu yí）：河豚。

治防避饮食诸毒方第七十

杂鸟兽他物诸忌法。

白羊，不可杂雄鸡。

羊肝，不可合乌梅及椒食。

猪肉，不可杂羊肝。

牛肠，不可合犬肉。

雄鸡肉，不可合生葱菜。

鸡鸭肉，不可合蒜及李子、鳖肉等。

生肝投地，尘芥不着者，不可食。

暴脯，不肯燥，及火炙不动，并见水而动，并勿食。

鸟兽自死，口不开者，不可食。

水中鱼物诸忌。

鱼头，有正白连诸脊上，不可食。

鱼，无肠胆及头无鱿，勿食。

鱼，不合乌鸡肉食。

生鱼目赤，不可作脍。

鱼，勿合小豆藿。

青鱼鲊，不可合生胡荽。

鳖目凹者，不可食。

鳖肉，不可合鸡鸭子，及赤苋菜食之。

妊娠者，不可食鲙鱼。

杂果菜诸忌。

李子，不可合鸡子，及临水食之。

五月五日，不可食生菜。

病人，不可食生胡芥菜。

妊娠，勿食桑椹，并鸭子、巴豆、藿羹、半夏、菖蒲、羊肉、细辛。

桔梗忌菜，甘草忌菘菜，牡丹忌胡荽，常山忌葱，黄连、桔梗忌猪肉，茯苓忌大醋，天门冬忌鲤鱼。

治卒饮酒大醉诸病方第七十一

大醉恐腹肠烂。

作汤于大器中，以渍之，冷复易。

大醉，不可安卧，常令摇动转侧。

又，当风席地，及水洗，饮水，最忌于交接也。

饮醉头痛，方：

刮生竹皮五两，水八升，煮取五升，去滓。然后合纳鸡子五枚，搅调，更煮再沸，二三升，服尽。

饮后下痢不止。

煮龙骨，饮之。亦可末服。

连月饮酒，喉咽烂，舌上生疮。

捣大麻子一升，末黄檗二两，以蜜为丸，服之。

饮酒积热，遂发黄方：

鸡子七枚，若酒渍之，封蜜器中，纳井底二宿，当取，各吞二枚，枚渐尽愈。

大醉酒，连日烦毒不堪，方：

蔓青菜，并少米熟煮，去滓，冷之便饮，则良。

又方，生葛根汁一二升，干葛煮饮，亦得。

欲使难醉，醉则不损人。方：

捣柏子仁、麻子仁各二合，一服之，乃以饮酒多二倍。

又方，葛花并小豆花子，末为散，服三二匕。又，时进葛根饮、枇杷叶饮，并以杂者干蒲、麻子等，皆使饮，而不病人。胡麻亦杀酒。先食盐一匕，后则饮酒，亦倍。

肘后备急方　卷八

治百病备急丸散膏诸要方第七十二

裴氏五毒神膏，疗中恶暴百病，方：

雄黄、朱砂、当归、椒各二两，乌头一升。以苦酒渍一宿。猪脂五斤，东面陈芦煎，五上五下，绞去滓。纳雄黄、朱砂末，搅令相得，毕。诸卒百病，温酒服如枣核一枚，不瘥，更服，得下即除。四肢有病，可摩。痈肿诸病疮，皆摩敷之。夜行及病冒雾露，皆以涂人身中，佳。

《效方》并疗时行温疫，诸毒气、毒恶核、金疮等。

苍梧道士陈元膏疗百病。方：

当归、天雄、乌头各三两，细辛、芎䓖、朱砂各二两，干姜、附子、雄黄各二两半，桂心、白芷各一两，松脂八两，生地黄二斤（捣绞取汁）。十三物，别捣雄黄、朱砂为末，余㕮咀，以酽苦酒三升，合地黄渍药一宿，取猪脂八斤，微火煎十五沸。白芷黄为度，绞去滓。纳雄黄、朱砂末，搅令稠和，密器贮之。腹内病，皆对火摩病上，日两三度，从十日乃至二十日，取病出瘥止。四肢肥肉、风瘴，亦可酒温服之，如杏子大一枚。

主心腹积聚，四肢痺躄[1]，举体风残，百病效方：

华佗虎骨膏，疗百病。

虎骨、野葛各三两，附子十五枚重九两，椒三升，杏仁、巴豆（去心，皮）、芎䓖（切）各一升，甘草、细辛各一两，雄黄二两。十物，苦酒渍周时，猪脂六斤，微煎三上三下。完附子一枚，视黄为度，绞去滓。乃纳雄黄，搅使稠和，密器贮之。百病皆摩敷上，唯不得入眼。若服之，可如枣大，纳一合热酒中，须臾后，拔白发，以敷处，即生乌。猪疮毒风肿及马鞍疮等，洗即瘥，牛领亦然。

莽草膏，疗诸贼风，肿痺，风入五脏恍惚。方：

莽草一斤，乌头、附子、踯躅各三两。四物，切，以水苦酒一升，渍一宿。猪脂四斤，煎三上三下，绞去滓。向火以手摩病上三百度，应手即瘥。耳鼻病，可以绵裹塞之。疗诸疥癣、杂疮。

《隐居效验方》云：并疗手脚挛，不得举动及头恶风，背胁卒痛等。

蛇衔膏，疗痈肿、金疮、瘀血、产后血积、耳目诸病、牛领、马鞍疮。

蛇衔、大黄、附子、当归、芍药、细辛、黄芩、椒、莽草、独活各一两，薤白十四茎。十一物，苦酒淹渍一宿，猪脂三斤，合煎于七星火上。各沸，绞去滓，温酒服如弹丸一枚，日再。病在外，摩敷之。耳以绵裹塞之，目病，如黍米注眦中，其色缃黄，一名缃膏，南人又用龙衔藤一两合煎，名为龙衔膏。

神黄膏，疗诸恶疮，头疮，百杂疮。方：

黄连、黄檗、附子、雄黄、水银、藜芦各一两，胡粉二两。七物，细筛，以腊月猪脂一斤，和药调器中，急密塞口。蒸五斗米下，熟出，纳水银，又研，令调，密藏之。有诸疮，先以盐汤洗，乃敷上，无不瘥者。

《隐居效验方》云：此膏涂疮，一度即瘥，时人为圣。

青龙五生膏，疗天下杂疮。方：

丹砂、雄黄、芎䓖、椒、防己各五分，龙胆、梧桐皮、柏皮、青竹茹、桑白皮、蜂房、猬皮各四两，蛇蜕皮一具。十三物，切，以苦酒浸半月，微火煎少时，乃纳腊月猪脂三斤，煎三上三下，去滓，以敷疮上；并服如枣核大，神良。

《隐居效验方》云：主痈疽、痔、恶疮等。

以前备急诸方故是要验，此来积用效者，亦次于后云。

扁鹊陷冰丸，疗内胀病，并蛊疰、中恶等，及蛇蜂、百毒、溪毒、射工。

雄黄、真丹砂（别研）、矾石（熬）各一两（将生矾石三两半，烧之），鬼臼一两半，蜈蚣一枚（赤足者，小炙）、斑蝥（去翅足）、龙胆、附子（炮）各七枚，藜芦七分（炙），杏仁四十枚（去尖皮，熬）。捣筛，蜜和，捣千杵。腹内胀病，中恶邪气，飞尸游走，皆服二丸如小豆。若积聚坚结，服四丸，取痢，泄下虫蛇五色。若虫注病，中恶邪，飞尸游走，皆服二三丸，以二丸摩痛上。若蛇蜂百病，若中溪毒、射工，其服者，视强弱大小，及病轻重，加减服之。

丹参膏，疗伤寒时行、贼风恶气。

在外，即肢节麻痛，喉咽痺；寒入腹，则心急胀满，胸胁痞塞。内则服之，外则摩之。并瘫缓不随，风湿痹不仁，偏枯拘屈，口喎，耳聋，齿痛，头风，痹肿，脑中风动且痛。若痈，结核漏、瘰疬坚肿未溃，敷之取消。及丹疹诸肿无头，欲状骨疽者，摩之令消。及恶结核走身中者，风水游肿，亦摩之。其服者，如枣核大，小儿以意减之，日五服，数用之，悉效。

丹参、蒴藋各三两，莽草叶、踯躅花各一两，秦胶、独活、乌头、川椒、连翘、桑白皮、牛膝各二两。十二物，以苦酒五升，油麻七升，煎令苦酒尽，去滓，用如前法，亦用猪脂同煎之。若是风寒冷毒，可用酒服。若毒热病，但单服。牙齿痛，单服之，仍用绵裹嚼之。比常用猪脂煎药。有小儿耳后疬子，其坚如骨，已经数月不尽，以帛涂膏贴之。二十日消尽，神效无比。此方出《小品》。

神明白膏，疗百病，中风恶气，头面诸病，青盲，风烂眦鼻，耳聋，寒齿痛，痈肿，疽痔，金疮，癣疥，悉主之。

当归、细辛各三两，吴茱萸、芎䓖、蜀椒、术、前胡、白芷各一两，附子三十枚。九物切，煎猪脂十斤。炭火煎一沸，即下，三上三下。白芷黄，膏成，去滓，密贮。看病在内，酒服如弹丸一枚，日三；在外，皆摩敷之。目病，如黍米纳两眦中，以目向天风可扇之。疮虫齿，亦得敷之。耳内底着亦疗之，缓风冷者，宜用之。

成膏。

清麻油十三两（菜油亦得），黄丹七两。二物，铁铛文火煎，粗湿柳批篦，搅不停，至色黑，加武火，仍以扇扇之，搅不停，烟断绝尽，看渐稠，膏成。煎须净处，勿令鸡犬见。齿疮帖，痔疮服之。

药子一物方：

婆罗门，胡名船疏树子，国人名药，疗病唯须细研，勿令粗。皆取其中仁，去皮用之。

疗诸疾病方：

卒得吐泻，霍乱，蛊毒，脐下绞痛，赤痢，心腹胀满，宿食不消，蛇螫毒入腹，被毒箭入腹，并服二枚。取药子中仁，暖水二合，研碎，服之。疽疮、附骨疽肿、疔疮、痈肿，此四病，量疮肿大小，用药子中仁，暖水碎，和猪胆封上。疖、肿、冷游肿、癣、疮，此五病，用醋研，封上。蛇螫、恶毛、蝎、蜈蚣等螫，沙虱、射工，此六病，用暖水研，赤苋和，封之。妇人难产后、腹中绞痛，及恶露不止、痛中瘀血下，此六病，以一枚，一杯酒，研，温服之。带下、暴下，此二病，以栗汁研，温服之。龋虫食齿，细削，纳孔中，立愈。其捣末筛，着疮上，甚主肌肉，此法出支家大医本方：

服盐方，疗暴得热病，头痛目眩，并卒心腹痛，及欲霍乱，痰饮宿食及气满喘息，久下赤白，及积聚吐逆，乏气少力，颜色萎黄，瘴疟，诸风。

其服法：取上好盐，先以大豆许，口中含，勿咽，须臾水当满口，水近齿，更用方寸匕抄盐纳口中，与水一时咽。不尔，或令消尽。喉若久病长服者，至二三月，每旦先服，或吐，或安。系卒病，可服三方寸匕，取即吐痢，不吐病痢，更加服。新患疟者，即瘥。心腹痛及满，得吐下，亦佳。久病，每上以心中热为善，三五日亦服，佳。加服，取吐痢，痢不损人，久服大补。补豚肾气五石，无不瘥之病。但恨人不服，不能久取。此疗方不一。《小品》云：卒心痛鬼气，宿食不消，霍乱气满中毒，咸作汤，服一二升，刺便吐之，良。

《葛氏》常备药。

大黄、桂心、甘草、干姜、黄连、椒、术、吴茱萸、熟艾、雄黄、犀角、麝香、菖蒲、人参、芍药、附子、巴豆、半夏、麻黄、柴胡、杏仁、葛根、黄芩、乌头、秦胶等，此等药并应各少许。

以前诸药，固以大要，岭南使用。仍开者，今复疏之。众药并成剂药。自常和合，贮此之备，最先于衣食耳。

常山十四两，蜀漆、石膏一斤，阿胶七两，牡蛎、朱砂、大青各七两，鳖三枚，鲮鲤甲一斤，乌贼鱼骨、马蔺子一大升，蜀升麻十四两，槟榔五十枚，龙骨，赤石脂，羚羊角三枚，橘皮，独活（其不注两数者，各四两），用芒硝一升，良。

成剂药。

金牙散、玉壶黄丸、三物备急药、紫雪、丹参、茵草膏、玉黄丸、度瘴散、末散、理中散、痢药、疔肿药，其有侧注者，随得一种，为佳。

老君神明白散。

术、附子（炮）各二两，乌头（炮），桔梗二两，细辛一两。捣筛，旦服，五方寸匕。若一家有药，则一里无病。带行者，所遇病气皆削。若他人得病者，温酒服一方寸匕。若已四五日者，以散三匕，水三升，煮三沸，服一升，取汗，即愈。

又常用辟病散。

真珠、桂肉各一分，贝母三分，杏仁二分（熬），鸡子白（熬令黄黑）三分。五物，捣筛，岁旦服方寸匕。若岁中多病，可月月朔望服。

单行方：

南向社中柏，东向枝，取曝干，末，服方寸匕。姚云：疾疫流行预备之。名为柏枝散，服，神良。《删烦方》云：旦，南行见社中柏，即便收取之。

断瘟病，令不相染方：

熬豉，新米酒渍，常服之。

《小品》正朝屠苏酒法，令人不病温疫。

大黄五分，川椒五分，术、桂各三分，桔梗四分，乌头一分，菝楔二分。七物，细切，以绢囊贮之。十二月晦日正中时，悬置井中至泥，正晓拜庆前出之。正旦取药置酒中，屠苏饮之，于东向，药置井中，能迎岁，可世无此病。此华佗法，武帝有方验中，从小至大。少随所堪，一人饮，一家无患，饮药三朝。一方，有防风一两。

姚大夫，辟温病粉身方：

芎䓖、白芷、藁本。三物，等分，下筛，纳粉中，以涂粉于身，大良。

校注

①躄（bì）：表示仆倒或腿瘸。

②葈（xǐ）：即“苍耳”，一种草本植物，果实苍耳子入药。

治牛马六畜水谷疫疠诸病方第七十三

治马热虫颡黑汗鼻有脓，啌啌有脓，水草不进。方：

黄栝蒌根、贝母、桔梗、小青、栀子仁、吴蓝、款冬花、大黄、白鲜皮、黄芩、郁金各二大两，黄檗、马牙硝各四大两。捣筛，患相当及常要啖。重者，药三大两，地黄半斤，豉二合，蔓荆油四合，合斋前啖，至晚饲，大效。

马远行到歇处，良久，与空草，熟刷。刷罢饮，饮竟，当饲。

困时与料必病，及水谷。

六畜疮焦痂。

以面胶封之，即落。

马急黄黑汗。

右割取上断讫，取陈久靴爪头，水渍汁，灌口。如不定，用大黄、当归各一两，盐半升。以水三升，煎取半升，分两度灌口。如不定，破尾尖，鑱血出，即止，立效。

马起卧胞转及肠结，此方并主之。

细辛、防风、芍药各一两。以盐一升，水五升，煮取二升半，分为二度灌。后灌前，用芒硝、郁金、寒水石、大青各一两，水五升，煮取二升半，以酒、油各半升，和搅，分二度，灌口中。

马羯骨胀。

取四十九根羊蹄烧之，熨骨上，冷易之。如无羊蹄，杨柳枝指粗者，炙熨之，不论数。

饮马以寅午二时，晚少饮之。

啖盐法。

盐须干，天须晴，七日，大马一啖一升，小马半升，用长柄杓子深纳咽中，令下肥而强水草也。

治马后冷。

豉、葱、姜各一两，水五升，煮取半升，和酒灌之，即瘥。

虫颡[1]十年者。

酱清如胆者半合，分两度灌鼻，每灌，一两日将息。不得多，多即损马也。

虫颡重者。

葶苈子一合（熬令紫色，捣如泥），桑根白皮一大握，大枣二十枚（擘）。水二升，煮药取一升，去滓。入葶苈，捣，令调匀。适寒温，灌口中，隔一日又灌，重者不过再，瘥。

虫颡马鼻沫出，梁肿起者，不可治也。

驴马脬转欲死。

捣蒜，纳小便孔中，深五寸，立瘥。

又，用小儿屎，和水灌口，立瘥。

又方，骑马走上坂，用木腹下来去擦，以手纳大孔，探却粪，大效。探法：剪却指甲，以油涂手，恐损破马肠。

脊疮。

以黄丹敷之，避风，立瘥。

疥。

以大豆熬焦，和生油麻捣，敷，醋，泔，净洗。

目晕。

以霜后楮叶，细末，一日两度，管吹眼中，即瘥。

马蛆蹄。

槽下立处，掘一尺，埋鸡子许大圆石子，令常立上，一两日，永瘥。

疗马嗽方：

啖大麻子，净择一升，饲之。治啌[2]及毛焦，大效。

疥。

以樗根末，和油麻涂，先以皂荚或米泔净洗之，洗了涂。令中间空少许，放虫出，不得多涂，恐疮大。

秘疗疥。

以巴豆、腻粉，研，油麻涂定，洗之。涂数日后，看更验。

校注

①颡（sǎng）：额头，脑门儿。

②啌（qiāng）：咳嗽。